Dr. med. Dr. med. dent. Eberhard Laubender

Sport und Freizeit:
So hilft Ihnen die Homöopathie

- Wie Sie Verletzungen wirksam behandeln
- Muskelkater, Zerrung & Co.: So beugen Sie erfolgreich vor
- So steigern Sie Ihre Leistung natürlich und dauerhaft

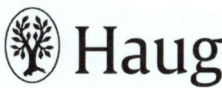

Die Deutsche Bibliothek – CIP-Einheitsaufnahme

Ein Titeldatensatz für diese Publikation ist bei Der Deutschen Bibliothek erhältlich.

© 2002 Karl F. Haug Verlag in MVS Medizinverlage Stuttgart GmbH & Co. KG,
Postfach 30 05 04, 70445 Stuttgart

Lektorat: Dr. Elvira Weißmann-Orzlowski
Bearbeitung: Katharina Sporns
Umschlagfoto: Corbis
Umschlaggestaltung: CYCLUS · Visuelle Kommunikation, Stuttgart
Satz: Fotosatz H. Buck, Kumhausen
Druck und Verarbeitung: Westermann-Druck, Zwickau

www.haug-gesundheit.de

ISBN 3-8304-2074-9   1 2 3 4 5

Inhalt

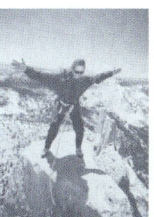

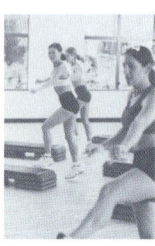

Erkrankungen des Bewegungsapparates 53

Alltägliche Begleitkrankheiten und Befindlichkeitsstörungen 83

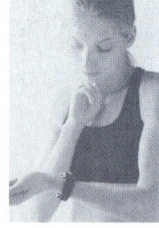

Psyche und das vegetative Nervensystem in Freizeit und Sport

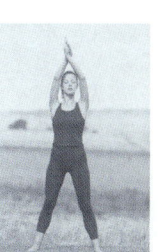

Leistungsverbesserung

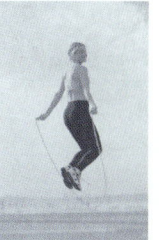

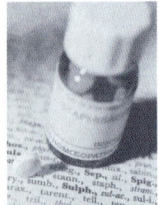

Geleitwort

Gerade im Zeitalter der operativen Medizin und der Anwendung stark wirksamer Medikamente hat die homöopathische Medizin ihren Stellenwert behalten. Viele Menschen mit Erkrankungen und auch Verletzungen wenden sich dieser Medizinrichtung aus Angst vor Nebenwirkungen von eingenommenen Medikamenten zu.

Damit wächst die Verantwortung der erfahrenen homöopathisch tätigen Ärzte. Sie müssen die Indikationen, aber auch die Grenzen ihrer therapeutischen Handlungen erkennen und berücksichtigen. Die Erfahrensten unter ihnen müssen ihre Erkenntnisse erweitern und an ihre Kollegen weitergeben.

Es liegt nahe, auch den Bereich der Freizeit und des Sportes durch die Homöopathie abzudecken, nimmt er doch einen immer größeren Teil unserer Zeit ein. Dr. Eberhard Laubender, einer der erfahrensten Kollegen auf diesem Gebiet, hat es sich zur Aufgabe gemacht, diese Bereiche mit all ihren Teilaspekten im Hinblick auf homöopathische Behandlungsmöglichkeiten zu durchleuchten.

Das Ergebnis ist das vorliegende Buch. Es gibt nicht nur dem homöopathisch tätigen Kollegen wertvolle Hinweise, sondern erlaubt auch jedem anderen Kollegen, die Homöopathie in seine therapeutische Palette mit einzubeziehen – zum Wohle unserer Patienten.

Prof. Dr. med. B. Rosemeyer, München

Vorwort

Als der Verfasser dieses Buches vor vielen Jahren eine Taschenapotheke nebst kurzgefasster Broschüre für den Sportler konzipierte, löste er Verwunderung aus: „Was will der tüchtige Sportler mit einer homöopathischen Taschenapotheke?", könnte man sich fragen.

Im Laufe der Zeit hat sich diese Frage einigermaßen von selbst beantwortet, weil durch den Einbruch der Naturheilverfahren in das Bewusstsein der Bevölkerung sich der Gedanke einer Erhaltung der Gesundheit im antiken hippokratischen Sinne vermehrt durchsetzte.

Viele kleine Beschwerden des Alltags werden ignoriert, ohne zu wissen, dass hier bereits Ansätze für spätere Krankheiten entstehen können. Unsere schnelllebige technische Welt ist programmiert und hält nicht immer mit der biologischen Entwicklung der Menschheit das Gleichgewicht. Im Sport trifft dies auf besondere Weise zu. Es sind keineswegs die – zum Glück – seltenen groben Verletzungen, sondern vielmehr die *Indispositionen*, die den Wunsch nach der „Wunderdroge" auslösen.

In diesem Bereich liegen die Ansätze einer homöopathischen Behandlung, die dafür prädestiniert ist, auf das individuelle Geschehen einzugehen. Während der homöopathischen Behandlung bleibt der Patient ein erlebbares oder erlebtes Phänomen seines Arztpartners, der nach seiner Erfahrung das Arzneibild interpretiert. Oft wird die Frage gestellt: „Was ist denn anders in der Homöopathie?"

Die Antwort: Im Vergleich mit anderen Therapieverfahren, insbesondere mit den chemotherapeutischen, ist in der Homöopathie die *Biografie des Patienten* in seiner gesamten psycho-vegetativen und körperlichen Struktur der Schlüssel zum Heilmittel. Lebenseinschnitte, Umweltverhalten, Symbole in der Ausdruckswelt, Konstitutionsmerkmale, Körperbau und Reaktionen auf die verschiedenartigen Einflüsse werden in der homöopathischen Behandlung berücksichtigt.

In der Sportmedizin ist der Gedanke einer schnellen Wiederherstellung das Naheliegende. Deshalb ist der Einstieg in das homöopathische Denken nicht einfach, zumal in den Medizinschulen ein konventionelles Denken bevorzugt wird. Doch werden diejenigen, die die Lernprobleme des Anfangs überwunden haben und aus dem Bereich des Unglaubhaften in den der Überzeugung übergewechselt sind, die Homöopathie in der täglichen Praxis nicht mehr missen wollen. Die Initialzündung erfolgt meist nach einem Schlüsselerlebnis.

Gerade in der Freizeit und im Sport, wo die Dringlichkeit der Wiederherstellung meist in den Händen des Betroffenen selbst liegt, werden diese Überzeugungen wirksamer. So beginnt man am besten seine homöopathischen Überlegungen und Versuche nicht bei den schwer beeinflussbaren Krankheiten, sondern dort, wo uns der Alltag eine Vielzahl von kleinen und auch größeren Problemen präsentiert und wo der kleine Erfolg den Mut zu nächstgrößeren Schritten macht.

So darf ich dem gelungenen Buch eines erfahrenen Praktikers viel Erfolg und viele Freunde wünschen.

Dr. med. Zimmermann
emer. Chefarzt des Krankenhauses für Naturheilweisen,
München – Harlaching

Einleitung

Als Arzt für Naturheilverfahren, in dessen Praxisalltag der Homöopathie ein bedeutender Stellenwert zukommt, habe ich versucht, meine homöopathischen Erfahrungen bei Erkrankungen in Freizeit und Sport in diesem Buch mitzuteilen. Sehr viele Menschen habe ich betreut. Es waren zahlreiche Amateur-, Berufssportler und Olympiateilnehmer mit und ohne Medaillen darunter. Besonders groß ist die Zahl von Feierabend- und Hobbysportlern, Heimwerkern und Freizeitaktiven, deren diverse alltägliche Beschwerden und Verletzungen homöopathisch erfolgreich behandelt werden konnten. Es sind Krankheitssituationen aufgeführt, die es auch dem homöopathischen Anfänger ermöglichen, im Akutfall ein passendes homöopathisches Arzneimittel zu finden, um zumindest erste Hilfe zu leisten.

Das Buch ist so aufgebaut, dass selbst der homöopathisch noch Unerfahrene sich schnell mit dieser Therapie in Freizeit und Sport vertraut machen kann. Es soll gezeigt werden, wie bei den körperlichen Erkrankungen und selbst psychischen und vegetativen Störungen ein bewährtes homöopathisches Arzneimittel erfolgreich eingesetzt werden kann.

Jedoch sollte man bei schwierigen Erkrankungen, bei Komplikationen, schweren Verletzungen oder wenn man eine Krankheitsentwicklung nicht beurteilen kann, immer einen ärztlichen Fachmann zu Rate ziehen.

Jeder Interessierte, der in Freizeit und Sport homöopathisch behandelt, wird seinen fachlichen und therapeutischen Horizont erweitert sehen, sobald er Erfolge in der homöopathischen Therapie verzeichnen kann. Zum Behandlungserfolg wird dann auch noch die Begeisterung für diese faszinierende Heilmethode dazukommen.

Wer als Behandler sowohl die Liebe zur Homöopathie als auch zur Schulmedizin in sich trägt, wird unvergleichlich mehr Leiden bei den an Körper, Geist und Seele kranken Patienten heilen können.

Hierbei wünsche ich Ihnen viel Erfolg.

Dr. Dr. Eberhard Laubender

Was ist „Homöopathie"?

Der Arzt Dr. **Samuel Hahnemann** (1755–1843) formulierte vor über 200 Jahren sein von ihm entdecktes Heilprinzip in der bekannten Ähnlichkeitsregel in lateinischer Sprache: *„Similia similibus curentur"*, zu Deutsch: *„Ähnliches werde durch Ähnliches geheilt."*

Seine Erkenntnis beruht auf Arzneimittel-Selbstversuchen. Hierbei zeigte sich, dass eine versuchweise eingenommene natürliche Arzneisubstanz im gesunden Körper als Reaktion krankheitsähnliche Beschwerden und Symptome hervorruft. Treten diese Symptome beim tatsächlich Kranken auf, können sie durch diese Arznei geheilt werden.

Arzneimittelprüfung und Arzneimittelbild

Auf diesen ersten Arzneimittelversuchen Hahnemanns basieren viele Tausende nachfolgende Versuche, so genannte *Arzneimittelprüfungen*, die an gesunden Personen, meist Ärzten, durchgeführt wurden. Auf diese Weise musste jede Arznei zeigen, ob sie imstande ist, Symptome hervorzubringen, die sie am Kranken heilen kann. Hier wird das Prinzip der Ähnlichkeitsregel bestätigt.

Die Vielzahl der gefundenen Symptome im Arzneimittelversuch fügen sich wie Mosaiksteinchen zu einem so genannten Arzneimittelbild zusammen.

Bei einer solchen Arzneimittelprüfung treten nicht nur körperliche Beschwerden auf (Schmerz, Fieber, Entzündung, Rötung usw.), sondern auch geistig-seelische Symptome und Gemützzustände (Angst, Kummer, Trauer, Zorn, Erregungen, Weinen, Lachen usw.). Solche geistig-seelischen Symptome gehen dann als *„Geistes- und Gemütssymptome"* in das Arzneimittelbild ein. Sie sind besonders wertvoll bei der Behandlung psychischer Beschwerden.

Diese Zusammenhänge lassen die weit reichenden Möglichkeiten erahnen, mit denen der fachkundige Therapeut mit einem homöopathischen Arzneimittel nach dem Ähnlichkeitsprinzip tief in die psycho-vegetativen Vorgänge eingreifen und Gemütsstörungen heilen kann.

Der Heilreiz, die Regulation

Krankheiten und Gesundheitsstörungen können auf natürliche Art und zugleich auf unschädliche Weise beseitigt werden, sobald das deckungsgleiche homöopathische Mittel einen Gegenreiz (= Heilreiz) setzt.

Entscheidend ist nicht die aufgenommene Menge des homöopathischen Mittels, das den Heilreiz setzt. Den Ausschlag gibt vielmehr die richtige Wahl des passenden Mittels, des Simile (aus dem Lateinischen = ähnlich), welches den Krankheitsbeschwerden am ähnlichsten ist.

Erstverschlimmerung

Auf die intensive Einnahme eines homöopathischen Arzneimittels kann es in *seltenen* Fällen zu einer anfänglichen Verschlimmerung der Beschwerden als Reaktion kommen. Diese Erstverschlimmerung ist keine schädliche Nebenwirkung. Sie klingt wieder ab, wenn man mit der Einnahme der homöopathischen Arznei aussetzt. Für den Behandler ist es wichtig zu erkennen, ob es sich um eine Arzneireaktion oder um eine Verschlimmerung der Erkrankung handelt, was dann ein anderes Arzneimittel oder ärztliches Eingreifen erfordern würde.

Homöopathie – eine selbstständige und ergänzende Therapie

Die Homöopathie kann nur einen Organismus heilen, der noch in der Lage ist, auf den homöopathischen Heilreiz zu reagieren.

Theoretisch könnte man natürlich eine jede Krankheit homöopathisch heilen. Voraussetzung wäre, dass diese überhaupt heilbar ist oder nicht zwingend eine intensivmedizinische, chirurgische oder diätetische Behandlung erfordert. Eine fortgeschrittene Krankheit, die grundsätzlich keiner Heilung mehr zugänglich ist, kann deshalb auch mit der Homöopathie nur gelindert oder aufgehalten, keinesfalls jedoch vollständig ausgeheilt werden. Die Homöopathie kann nach meiner 25-jährigen Praxiserfahrung jedoch begleitend zur konventionellen Medizin eingesetzt werden. Hierzu ist die Ausbildung des Behandlers auch in Homöopathie notwendig.

Anwendung homöopathischer Arzneimittel

Allgemeine Hinweise

- Die homöopathischen Arzneimittel werden von den Apotheken als Tropfen, als Streukügelchen (Globuli) oder Tabletten angeboten.
- In der Regel entsprechen 5 Tropfen etwa 5 Kügelchen oder 1 Tablette.
- Eine gute Wirksamkeit ist gewährleistet, wenn man die homöopathische Arznei bei Einnahme möglichst lange im Munde behält, bis der Wirkstoff resorbiert ist.
- Bei Kindern sollte man wegen der alkoholhaltigen Tropfen, wenn möglich, auf Kügelchen oder Tabletten ausweichen. Dasselbe gilt bei Alkoholikern oder bei Alkoholunverträglichkeit. Ansonsten besteht die Möglichkeit, die alkoholhaltigen Tropfen beispielsweise auf ein Stück Zucker zu geben und zu warten, bis der Alkohol verdunstet ist.
- In der Schwangerschaft sind bei sachgemäßer Anwendung die homöopathischen Arzneien unschädlich.
- Die Potenzempfehlungen in diesem Buch entsprechen den persönlichen Erfahrungen des Autors.
- An Stelle einer D-Potenz kann auch eine C-Potenz der gleichen Stufe genommen werden und umgekehrt, zum Beispiel C6 statt D6 oder D12 statt C12.
- Bohnenkaffee und starke Essenzen wie Kampfer, Pfefferminzöl oder Ähnliches können die Wirkung homöopathischer Mittel abschwächen.

Arzneimittel-Vorrat:

Oftmals sind die gewünschten homöopathischen Arzneimittel in Apotheken nicht vorrätig oder nicht sofort lieferbar. Dem Therapeuten wird empfohlen, sich einen gewissen Vorrat an häufig gebrauchten Homöopathika anzulegen. Geeignet sind **homöopathische Taschenapotheken**, die eine Auswahl häufig benötigter Arzneien enthalten: zum Beispiel *Taschenapotheke nach Dr. Dr. E. Laubender, hergestellt von Staufen-Pharma, Göppingen. Erhältlich in allen Apotheken*. Die Arzneimittel sind bei normaler Lagerung über viele Jahre haltbar.

Die Dosierung der homöopathischen Arzneimittel

Wenn im Text nicht anders ausgewiesen, wird die nachfolgende Anwendungsweise empfohlen:

Akute Erkrankungen, heftiger Krankheitsverlauf

- Alle Potenzen **D1** bis **D12** (ebenso C-Potenzen dieser Stufen) erfordern bei akuten Krankheitszuständen eine häufige Anwendung. Man nimmt alle 1/2–1 Stunde, bei stürmischem Krankheitsverlauf auch alle 10 Minuten, 5 Kügelchen oder 5 Tropfen oder 1 Tablette bis erste Besserung eintritt, dann verfährt man wie beim chronischen Krankheitsverlauf, siehe Seite 15. Sind die Beschwerden verschwunden, beendet man die Einnahme.
- **D30-, D200-, D1000-, C30-, C200-, C1000-**Potenzen löst man bei Krankheitsbeginn 5 Kügelchen (oder 5 Tropfen oder 1 Tablette) in 1 Tasse Wasser, verrührt intensiv mit einem Holz- oder Plastiklöffel und trinkt 1/4 bis 1-stündlich einen Schluck bis Besserung eintritt. Die Einnahme wird beendet, wenn die Beschwerden verschwunden sind.
- **LM6, LM12, LM18** Potenzen, nötigenfalls im Abstand von Minuten bis mehrmals täglich 5 Kügelchen oder 5 Tropfen bis zur Besserung, dann verfährt man wie beim chronischen Krankheitsverlauf, Seite 15.

❶ **Allgemeine Regeln:**

- Bei allen Erkrankungen soll die Dosierungshäufigkeit der Notwendigkeit angepasst werden. Die Einnahme der Arznei wird so lange ausgesetzt, wie die heilende Wirkung der vorherigen Arzneigabe anhält. Sind die Krankheitsbeschwerden verschwunden, wird die Einnahme beendet.
- Solange man noch nicht über gute Erfahrungen mit Hochpotenzen C30-C1000 verfügt, hat es sich bewährt, bei akuten und groben Krankheitsverläufen die tieferen Potenzen D3 bis D12 oder die **LM6-, LM12-, LM18-**Potenzen zu wählen. Sie zeigen einen raschen Wirkungseintritt und können im Bedarfsfall auch rasch wieder gewechselt werden.

Chronische, lange bestehende Erkrankungen sowie langsamer Krankheitsverlauf

- Bei den chronischen Erkrankungen oder nach akuten Zuständen nimmt man von den Potenzen **D1-D10** (ebenso C-Potenzen dieser Stufen) 3 bis 4-mal täglich 5 Kügelchen oder 5 Tropfen oder 1 Tablette vor oder zwischen den Mahlzeiten.
- Von der Potenz **D12** (C12) werden zweimal täglich, morgens und abends, je 5 Kügelchen oder 5 Tropfen genommen.
- Die Potenzen **D30, D200, D1000, C30, C200, C1000** nimmt man nur einmal monatlich, jedoch auch in längeren oder kürzeren Zeitabständen, je nach Verlauf der Beschwerden.
- Die Potenzen **LM6, LM12** und **LM18** werden täglich einmal oder jeden zweiten Tag als 5 Tropfen oder 5 Kügelchen eingenommen.

Beschreibung und Zusammenfassung der homöopathischen Arzneimittelpotenzen

Was sind D-, C- und LM-Potenzen?

D steht für **Dezimal**-, das heißt **Zehnerpotenz**. Ein Teil der Ausgangsarznei wird mit neun Teilen Trägerstoff (meist Alkohol oder Milchzucker) verschüttelt oder verrieben, die so genannte Potenzierung, und stufenweise auf die gewünschte Potenz gebracht. Beim ersten Potenzierschritt erhält man die Potenz D1 (Verhältnis 1:10). Von der D1 wird wieder ein Teil mit neun Teilen Trägerstoff potenziert. So erhält man die Potenz D2 und so weiter. Zum Beispiel ergeben vier Verdünnungsstufen, jeweils 1:10, die Potenz D4.

C steht für **Centesimal**-, das heißt **Hunderterpotenzen**. Hier gilt das gleiche Potenzierungsprinzip wie für die Dezimalpotenzen, jedoch erfolgt die Verdünnung im Verhältnis 1:100.

LM (L = 50, M = 1000) steht für die Arznei-Potenzierungsschritte **1:50 000**. Die Bezeichnung Q-Potenz (Quinquaginta mille) ist identisch mit der Bezeichnung LM.

Übersicht der angeführten Potenzen

In diesem Handbuch sind entsprechend den Erfahrungen des Autors die homöopathischen Arzneien in folgenden Potenzen (Verdünnungen) erwähnt:

Urtinktur	Die Urtinkturen sind die Ausgangssubstanzen für alle weiteren Potenzen. Ein Auszug aus der arzneilichen Ursubstanz ist nur für bestimmte Krankheitszustände geeignet, zum Beispiel Crataegus Urtinktur zur Herz-Kreislauf-Stärkung.
Tiefe Potenzen	D1, D2, D3, D4, D6, D8, D12 sowie die entsprechenden C-Potenzen der gleichen Stufe sind hervorragend für grobe oder akute gesundheitliche Störungen wie Verletzungen geeignet. Sie können nach Bedarf täglich mehrmals gegeben und rasch wieder gewechselt werden.
Hohe Potenzen	D30, C30, D200, C200, D1000, C1000 haben einen tiefgreifenden Heilreiz auf die Regulationsvorgänge im Körper. Bei chronischen Beschwerden kann die Wirkung über mehrere Wochen andauern. Der Anwender sollte deshalb über eine gewisse Erfahrung verfügen, falls die Mittel häufiger oder regelmäßig gebraucht werden.
LM-Potenzen (Q-Potenzen)	LM 6, LM12, LM18 LM-Potenzen sind durch ihr Herstellungsverfahren eine besondere Form der Hochpotenzen. Sie wirken rasch, tiefgreifend und sanft. Sie sind gleichermaßen für akute wie chronische Krankheiten, körperliche und vegetative Störungen geeignet. Sie können täglich eingenommen werden.

Auswahl der Potenzen

In diesem Buch sind hinter den jeweiligen Arzneimitteln die homöopathischen Potenzen, beispielsweise D4 – D200 aufgeführt, das bedeutet, dass alle diese C- oder D-Potenzen eingesetzt werden können, wobei C- (Centesimal) und D- (Dezimal) Potenzen gegenseitig austauschbar und gleichwertig verwendet werden können.

Grundsätzlich ist es entscheidend, zuerst das passende homöopathische Heilmittel, welches den Krankheitsbeschwerden am ähnlichsten ist, zu finden. Die Wahl der Potenz ob D oder C oder auch die Höhe der Potenzstufe, ob D6 oder D12 oder D30 oder D200 ist dann zweitrangig.

Was kann man mit Homöopathie in Freizeit und Sport erreichen?

Mit Homöopathie kann man Erkrankungen und Verletzungen heilen, körperliche, geistig-seelische und vegetative Störungen beseitigen und die Fitness und das Wohlbefinden des Menschen steigern.

In einigen Sport treibenden Nationen war die homöopathische Behandlung für Sportler, Trainer und ärztliche Betreuer bisher ein Geheimtipp. Ungeachtet der Fortschritte auf allen Gebieten der allgemeinen Medizin hat sich die Homöopathie im Rahmen von Freizeit und Sport einen wichtigen Platz erobert.

Was finde ich in diesem Buch?

Dieses Buch erhebt keinen Anspruch, seltene und ausgefallene homöopathische Fälle aufzuzählen. Es hat vielmehr das Ziel, diejenigen Arzneimittel vorzustellen, die auch sozusagen per Diagnose anhand von auffälligen Beschwerden, so genannten Schlüsselsymptomen, verordnet werden können und die sich bereits im medizinischen Alltag bewährt haben.

Verletzungen und Verletzungsfolgen
Leichte Verletzungen heilen in der Regel mit homöopathischen Mitteln allein rasch und komplikationslos.

Bei *schweren* Verletzungen will die homöopathische Behandlung nicht die ärztlichen Maßnahmen wie Gipsverband, Schienung oder Wundnaht ersetzen. Wohl kann sie aber bei diesen akuten und schweren Verletzungen die konventionellen Arzneimittel ergänzen und den Heilungserfolg beschleunigen und verbessern.

Erkrankungen und Schäden des Bewegungsapparates
Im Zusammenhang mit sportlicher Leistung treten auch Krankheiten durch Überanstrengung und Überbeanspruchung auf. Echte alternative Heilmittel bietet die Homöopathie bei den vielschichtigen Erkrankungen an Muskeln, Sehnen, Bändern und Gelenken. Dies gilt besonders für:

- Sehnenansatzreizungen (Tennisellenbogen)
- Sehnenscheidenentzündungen
- Schleimbeutelentzündungen
- Ischialgien und Rückenschmerzen
- Gelenkentzündungen
- Wirbelsäulenbeschwerden
- Rheumatische Erkrankungen.

Alltägliche Erkrankungen

In Freizeit und Sport bleibt noch ein großes Betätigungsfeld für die Homöopathie bei vielen alltäglichen Begleiterkrankungen und deren chronischen Folgen, die auch nur schwierig einer konventionellen, schulmedizinischen Behandlung zugänglich sind. Man denke beispielsweise an Kopfschmerzen als Folge von Gehirnerschütterungen, an Sonnenstich oder an Migränezustände, an Magen-Darm-Störungen, an Herz- und Kreislaufschwächen, Heuschnupfen, Grippe, Erkältungskrankheiten usw. Ferner fordern die verschiedenen akuten oder wiederkehrenden Bakterien- und Virusinfekte die Homöopathie geradezu heraus, die schulmedizinische Therapie zu ergänzen.

Psychisch-vegetative Beschwerden

Psychische und vegetative Belastungen wirken sich oftmals lähmend auf die notwendige Selbstsicherheit und Fitness aus. Bekanntermaßen sind psychisch-vegetative Störungen die Ursache einer Leistungsminderung, nicht nur beim Sport.

Bei den verschiedensten Gemütszuständen und Gefühlsstörungen wie Stress, Angst, Depressionen und psychischen Konflikten mit nachfolgenden Leistungsschwächen kann die Homöopathie Heilungserfolge vorweisen, die in vielen Situationen den konventionellen Mitteln nicht nur gleichkommen, sondern ihnen sogar überlegen sind. Ausnahmen bilden ererbte Geistes- und Gemütskrankheiten.

Zugleich hat die Homöopathie keine Nebenwirkungen, die Fitness und Vitalität schwächen oder gegen die Dopingregeln verstoßen können. Für den Regeleinsatz im Sport sind die üblichen *Psychopharmaka* wegen ihrer Abbauprodukte im Organismus ohnehin sehr fragwürdig.

Verletzungen und Verletzungsfolgen

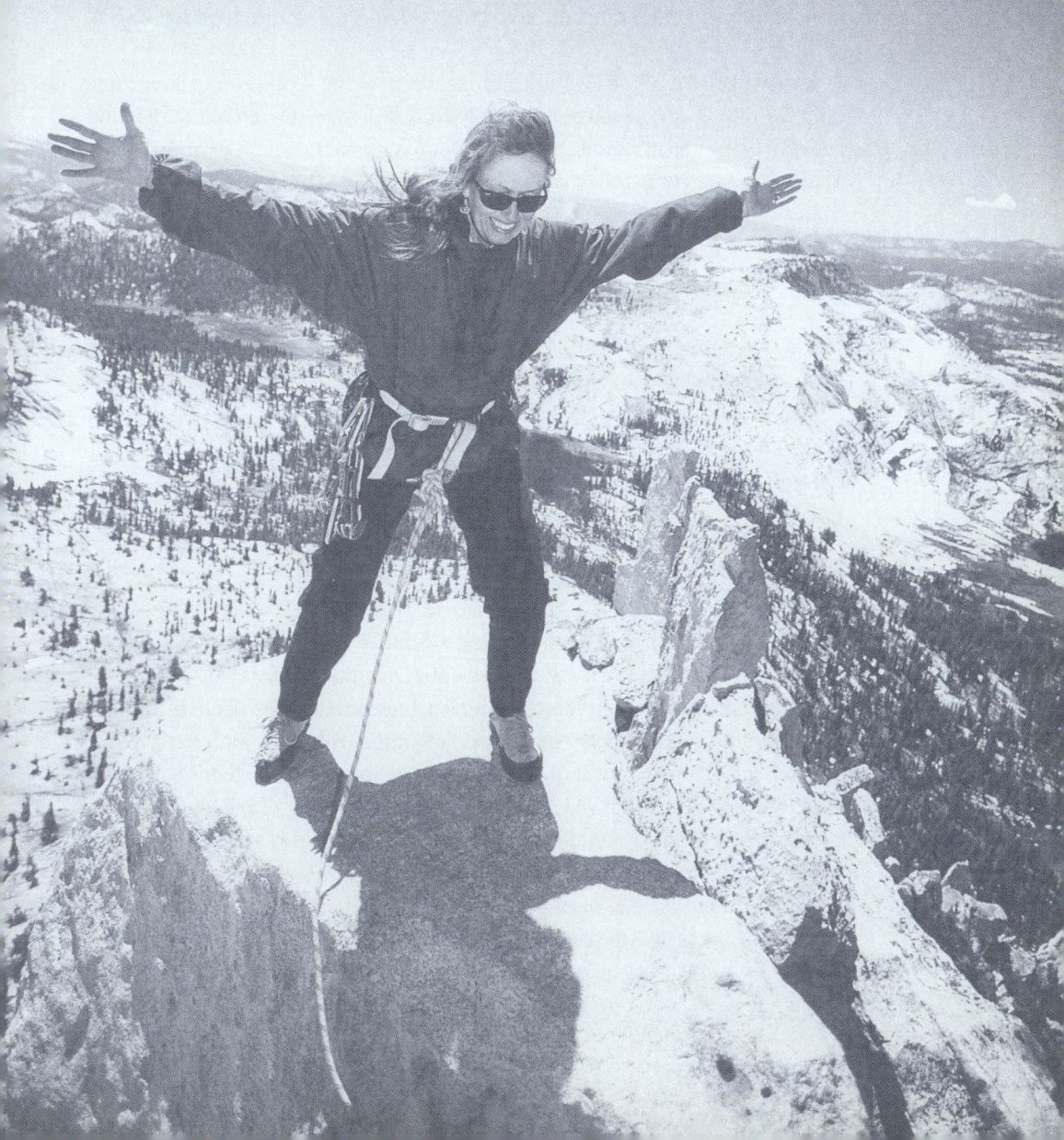

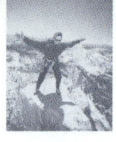

Aktivität und Risiko

Die vielfältigen Aktivitäten in Freizeit und Sport führen zwangsläufig zur Zunahme von Verletzungen und deren Folgen. Hinzu kommen die Schäden durch sportliche Überbeanspruchung und *Übertraining* von Sehnen, Muskeln, Bändern und Gelenken im Training oder beim Wettkampf. Mehr als drei viertel der Erkrankungen in Freizeit und Sport sind durch Verletzungen bedingt.

Sie erfolgen meist durch Sturz, Schlag, Verrenkung, Quetschung oder Prellung. Somit hat sich die medizinische Versorgung vornehmlich mit Verletzungen wie Frakturen, Wunden, Blutergüssen, Verstauchungen, Zerrungen und den Nachfolgebeschwerden wie Entzündungen und Schmerzen zu befassen.

Es ist bekannt, welche außerordentliche Hilfe die nebenwirkungsfreien Heilmittel der Homöopathie sowohl bei der konservativen, als auch ergänzend bei der chirurgischen Behandlung von Verletzungen bieten kann.

Die Verletzungen und Erkrankungen des Bewegungsapparates mit den Begleitkrankheiten sind in alphabetischer Reihenfolge aufgeführt.

Die Behandlung der einzelnen Verletzungsarten

Bänderverletzung

Bänderzerrung, Bänderriss – siehe auch Kapitel „Verrenkung, Ausrenkung (Luxation), Verdrehung (Torsion), Zerrung (Distorsion)", Seite 41

Schon geringe unkontrollierte, oft ruckartige Bewegungen können zu einer Überdehnung der Bänder, meist in Gelenknähe, führen. Bänderzerrungen gehören mit zu den häufigsten Verletzungen in Sport und Freizeit. Auch kombinierte Überdehnungen von Muskeln und Gelenkkapseln treten gemeinsam mit der Bänderzerrung auf. Je nach Heftigkeit der Zerrung kann es in seltenen Fällen zum Sehnenriss und Muskelfaserriss kommen.

Verletzungen von Bändern müssen stets auf eine mögliche operative Versorgung hin geprüft werden. Bei größeren Verletzungen ist es in der Regel notwendig, einen Arzt aufzusuchen und wegen der Bewegungsschmerzen die berufliche und sportliche Tätigkeit zu unterbrechen. Gleichzeitig können bei

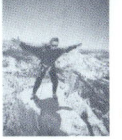

Bänderzerrungen zusätzlich Gefäßeinrisse erfolgen, die durch die lokale Blutung zu einem Bluterguss (Hämatom) führen (siehe Kapitel „Blutergüsse", Seite 22).

Die kleineren Verletzungen dieser Art werden häufig selbst behandelt.

Muss die Bänderzerrung nicht operativ, sondern kann sie konservativ behandelt werden, ist neben Ruhigstellung und Anlegen von Salben- und Stützverbänden die homöopathische Behandlung die sinnvollste. Sie ist einer konventionellen Behandlung mit Antirheumatika oder Kortison auch überlegen und somit vorzuziehen.

Alle Arten von Gewebsverletzungen. Hauptmittel bei Verletzungen und ihren Folgezuständen sowie bei Überanstrengung	**Arnica D4-C200, LM18**
Jede Art von Verletzungen innerlich wie äußerlich mit Blutung oder Bluterguss besonders nach Sturz. Thrombosevorbeugung	**Millefolium D4-D12**
Zur Regeneration des verletzten, zerrissenen oder gequetschten Gewebes. Offene wie infizierte Wunden	**Calendula D3-D12**
Sehnen-Bänder-Mittel bei Verrenkung, Zerrung und Überanstrengung; Schmerz in Ruhe, Bewegung bessert	**Rhus toxicodendron D8-D12, LM18**
Knochenhautverletzung, Sehnenansatzentzündung und Knochenprellung	**Ruta D6-D12**
Gelenkkapselzerrung, Bewegungsschmerz, Bänderriss	**Bryonia D6-C200, LM18**
Entzündung der Sehnen und Bänder	**Rhododendron D6-C200, LM18**
Wenn Arnica, Millefolium und Calendula als Verletzungsmittel keinen ausreichenden Heilungserfolg bringen	**Bellis perennnis D4-D12** **Hypericum D6-C200, LM18**

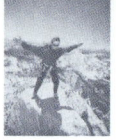

Zusätzliche Maßnahmen:

Umschläge und Salbenverbände mit Zusätzen von

- Arnica
- Beinwell (Symphytum)
- Ringelblume (Calendula)
- Schafgarbe (Millefolium).

Blutergüsse (Hämatome)

Blutergüsse sind meist sicht- und tastbare Blutansammlungen im Gewebe. Blutungen können bei Verletzungen wie Prellungen, Quetschungen und Zerrungen auftreten. Durch diese Art von Verletzungen werden auch Gefäße (Arterien und Venen) mitverletzt. Dabei kommt es zu einer Blutung ins Muskelgewebe und lockere Unterhautgewebe.

Gelegentlich treten Blutungen im Gelenk als so genannte blutige Ergüsse auf.

In der Regel bildet sich der normal große Bluterguss unter der Wirkung homöopathischer Mittel innerhalb weniger Tage zurück. Zum schnelleren Abbau der Hämatome können zusätzlich als lokale Behandlung Salbenverbände mit Zusatz von **Arnica, Beinwell, Blutegelextrakt, Ringelblume, Hamamelis** aufgelegt werden.

Salben, die Heparin oder Blutegelextrakt enthalten, sollten *nicht unmittelbar* nach einem akuten Bluterguss angewendet werden, da sich sonst durch die vermehrte Blutung das Hämatom vergrößern kann. Derartig arzneimittelhaltige Salben können aber, ab dem zweiten oder dritten Tag eingesetzt, zusätzlich zur Homöopathie sehr hilfreich sein.

In seltenen Fällen resorbiert das umliegende Gewebe große konzentrierte Hämatome nicht ausreichend. Sie sollten daher chirurgisch abgesaugt werden. Das Gleiche gilt zudem für ausgedehnte blutige Gelenkergüsse. Unter einer sofort nach der Verletzung eingeleiteten homöopathischen Behandlung kann oftmals eine erstaunlich schnelle Auflösung – auch größerer Blutergüsse – beobachtet werden.

Da bei Blutergüssen oft vielschichtige Verletzungen die Ursache sind und es sich um ein akutes Geschehen handelt, ist es manchmal sinnvoll, zwei Arzneien in niedrigen Potenzen (D1–D12) vorübergehend zu kombinieren.

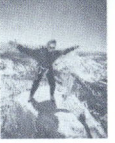

Basismittel bei Blutergüssen sind auch die bekannten Verletzungsmittel, Kapitel „Wunden", Seite 45, „Bänderverletzung", Seite 20	**Arnica D4-C200** **Millefolium D4-C200** **Calendula D3-D12**
Besonders venöse Blutungen mit Stauungen, nach Prellung der Muskeln. Zur raschen Resorption des Blutergusses	**Bellis perennis D3-D12**
Blutergüsse nach Gewebequetschung, zur Regeneration von zerfetztem Muskel-, Binde- und Nervengewebe	**Calendula D3-D12** **Hypericum D6-C200**
Bluterguss unter oder an der Knochenhaut oder nach Knochenprellung, auch nach Frakturen	**Symphytum D3-C200** **Ruta D6-D12**
Nervenverletzungen mit Bluterguss. Schmerzhafte Nervkompression	**Hypericum D6-C200** **Phosphorus D6-C200**
Drüsenverletzungen (Hoden, Speicheldrüsen, Brustdrüsen usw.) mit Bluterguss	**Conium D6-D12** **Phosphorus D6-D12**
Weichteilverletzung, besonders bei Schlagursache. Großer, harter Bluterguss	**Conium D4-D6 zusammen mit** **Bellis perennis D4-D12**
Bluterguss um die Augen = so genanntes „Brillen-" oder „Monokelhämatom" infolge Boxschlags, Stoß und Prellung der knöchernen Augenhöhle	**Ledum D12** **Symphytum D3-C200**
Gelenkverletzungen mit blutigem Gelenkerguss	**Hamamelis D6-LM18** **Ruta D6-D12, LM18** **Bryonia D6-D12, LM18**
Bluterguss im Schleimbeutel nach Verletzung oder Entzündung	**Sticta pulmonaria D6-C200, LM18**
Bänderverletzungen und Bänderzerrungen mit Bluterguss	**Arnica D6-C200** **Rhus toxicodendron D6-C200** **Ruta D6-C200** Muskel-Sehnen-Bänder-Mittel

Hinweis:

Siehe Kapitel „Blutungen", Seite 24, „Wunden", Seite 45, „Muskelriss", Seite 30, „Knochenbrüche", Seite 28.

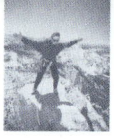

Blutungen

In Sport und Freizeit kommen Blutungen vielfach bei Verletzungen vor. Seltener treten Spontanblutungen durch Gefäßerkrankungen auf. Äußere und auch innere Blutungen, die die Kenntnisse und Behandlungsmöglichkeiten des einzelnen Behandlers übersteigen, müssen möglichst rasch, nach Einleitung der allgemeinen und homöopathischen Erste-Hilfe-Maßnahmen, einer ärztlichen und klinischen Diagnose und Versorgung zugeführt werden. Größere Blutungen muss man durch Kompression oder Abbinden des zuführenden Gefäßes notversorgen. Kann die Blutung durch Kompression oder Abbinden nicht gestillt werden, sind chirurgische Maßnahmen erforderlich.

Bei äußeren Sickerblutungen, die schwierig zum Stillstand zu bringen sind, leisten homöopathische blutungsstillende Wundenmittel ausgezeichnete Dienste. Gleichzeitig wirken die homöopathischen Mittel positiv regulierend auf den Allgemeinzustand der Gefäße sowie auf Herz und Kreislauf.

Wunden bluten stark (siehe Kapitel „Wunden", Seite 45, Kapitel „Blutergüsse", Seite 22)	**Arnica D4-D12** **Millefolium D4-D12** **Hypericum D6-D12** **Calendula D3-D12**
Schwäche der venösen Gefäße, bei Neigung zu Krampfadern oder Hämorrhoiden	**Hamamelis D6-C200**
Blutgerinnung verzögert, beginnende Blutvergiftung, Blutfülle des Gewebes, verträgt keine festen Verbände	**Lachesis D12, LM18**
Allgemeine Neigung zu Blutungen und „blauen Flecken", kleine Wunden bluten stark. Schwäche und Blutarmut	**Phosphorus D6**
Sickerblutungen, diffuse Blutungen, auch bei inneren Verletzungen, Wunde ist berührungsempfindlich, hoher Blutverlust	**China D6, D12, LM18**

Blutvergiftung (Sepsis) und Wundinfektion

Meist liegt die Ursache der Blutvergiftung in einer kleinen Wunde oder Hautverletzung, die sich mit Eitererregern infiziert. Das Bild der Infektion zeigt ei-

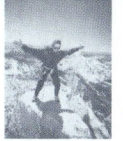

ne intensive Rötung, pralle Schwellung, Schmerzhaftigkeit und zunehmende Ausdehnung. Hier ist besondere Aufmerksamkeit geboten, weil es sich immer um ein akutes, sich rasch ausbreitendes und nicht ungefährliches Krankheitsbild handelt.

Zunächst sollte die Verletzungsstelle gereinigt und desinfiziert werden. Konventionell-medizinisch wird man in den meisten Fällen auch zu Antibiotika greifen. Bei gekonnter sachgemäßer homöopathischer Behandlung, insbesondere wenn sie frühzeitig einsetzt, ist in der Regel die Einnahme von Antibiotika nicht erforderlich. Der aber mit solchen Situationen nicht sicher vertraute homöopathische Anwender sollte kein Risiko eingehen. Das homöopathische Mittel ist hier als Begleittherapie zur schulmedizinischen Behandlung zu sehen. Bei größeren ausgedehnten Infektionen ist die Sepsis einer chirurgischen Behandlung zuzuführen.

Erstmaßnahme	Reinigung und Desinfektion der Wunde, von der die Sepsis ausgeht (vgl. Kapitel „Wunden", Seite 45)
Akute Blutvergiftung Verfärbung, pralle Schwellung, klopfender Schmerz	**Belladonna D3-C200** **Lachesis D8-D12** Beide Mittel in 15-minütigem Wechsel bringen in aller Regel die zunehmende Entzündung zum Abklingen.
Rötung, trockene, heiße Schwellung, wie bei Bienenstich, durstlos	**Apis D4-C200** (zusätzlich)
Nagelbetteiterung, eitrige Entzündung (Furunkel, Karbunkel), Abszess, Wundinfektion	**Myristica sebifera D1-D6, D12** „Homöopathisches Messer" genannt, weil es die Spontanentleerung beschleunigt und das chirurgische Messer überflüssig machen kann.
Abgegrenzte Infektion wie Nagelbettentzündung (Panaritium), eitrige Wunden	**Tarantula cubensis D8-D12**
Beginnende Lymphknoten- und Lymphbahnentzündung	**Crotalus horridus D6-D12, D30, LM18**
Wiederkehrende Entzündung und Eiterung an älteren Wunden, Körperstellen, die sich immer wieder entzünden	**Hepar sulfuris D6**, um die Entzündungsquelle (Fremdkörper) nach außen zu bringen.

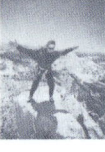

Abszess	**Hepar sulfuris D/C200**, um die Entzündung zu resorbieren.
Brennen der entzündeten Partie, Linderung durch warme Umschläge. Viel Durst. Große Schwäche, sterbenselend	**Arsenicum album D12-C200**
Stimulation der Abwehrkräfte und Mobilisierung der weißen Blutkörperchen (Leukozytenstimulation)	**Echinacea Urtinktur** 3–5 × 1 Esslöffel zusätzlich

Die Häufigkeit der Einnahme der homöopathischen Mittel sollte der Heftigkeit der Entzündung angepasst werden. Siehe Kapitel „Anwendung homöopathischer Arzneimittel", Seite 13

Gehirnerschütterung (Commotio cerebri) und Gehirn-Schädelprellung (Contusio cerebri)

Beide Verletzungsformen geschehen in Freizeit und Sport relativ häufig und zwar durch Sturz oder Schlag auf den Kopf. Dabei ist die Gehirnerschütterung die leichtere Verletzung und geht meist mit einem Erinnerungsverlust (retrograde Amnesie) für die Sekunden oder Minuten vor dem Unfall einher.

Als so genanntes „Commotio-Syndrom" können Übelkeit, Erbrechen, Bewusstseinsstörungen, Kopfschmerz oder Kreislaufstörungen auftreten.

Nachhaltiger und schwerer sind die Beschwerden bei der Gehirnprellung als Folge einer schwereren Gewalteinwirkung. Dementsprechend können auch Schäden, zum Beispiel Krampfanfälle, Kopfschmerzen, Wesensveränderungen, Gedächtnisstörungen zurückbleiben.

◆ **Therapiehinweise:**

Gehirnerschütterungen und Gehirnprellungen werden nach den allgemeinen ärztlichen Regeln versorgt. Die *zusätzliche* Einnahme homöopathischer Mittel schafft oftmals wesentlich raschere Besserungen der Begleitbeschwerden wie beispielsweise Kopfschmerz und Übelkeit oder Benommenheit. Hierdurch setzt die Regeneration der Gehirnsubstanz rasch ein und der Krankheitsprozess kann abgekürzt werden.

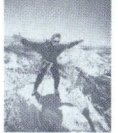

Akutzustand	**Arnica D4-D12, LM18** **Bellis perennis D4-D12, LM18** **Hypericum D6-D12, LM18** 3–5 × 5 Tropfen oder Globuli, bei Akut- zustand evtl. auch als Injektion
Delirium oder komaähnlicher, bewe- gungsloser Zustand, Pupillen starr und weit mit Blutfülle im Gesicht	**Belladonna D6, C30, C200, LM18** Im Akutfall die LM18 mehrmals in 15-minütigem Abstand geben, an- schließend die Potenzen D4-C200
Gehirnschwellung, Gehirnödem, nahezu bei allen Hirntraumen dabei	**Apis D6-LM18, C200**
Kreislaufstörungen Kollapsneigung	**Veratrum album D6**

Folgen von Gehirnerschütterung und Gehirn-Schädelprellung

Nach Gehirntraumen können verschiedene Beschwerden, meist Kopfschmerzen oder Konzentrationsstörungen zurückbleiben.

Falls die Mittel **Arnica**, **Hypericum**, **Bellis perennis** zu Beginn noch nicht gegeben wurden, sollte auch bei Spätfolgen jeder Art erst eine Behandlung mit diesen Mitteln begonnen werden. Ansonsten gibt man folgende Mittel:

Heftiger Schmerz an der Schädelbasis, besser durch frische Luft, kaltes Wasser, feuchtes Wetter verschlimmert	**Natrium sulfuricum D12,C200, LM18**
Spätkopfschmerz, pochend, Benom- menheit, Geräusch- und Bewegungs- empfindlichkeit	**Belladonna D4-C200, LM18**
Kopfschmerzen, die sich durch Bewe- gung bessern, ängstliches Umherwan- deln besonders nachts, Schlafstörungen. Gefühl, das Gehirn läge lose im Schädel	**Rhus toxicodendron D6-C200, LM18**
Verwirrtheit, Konzentrationsstörungen, stumpfsinnige Wesensveränderung, Krampfanfälle	**Helleborus niger D4-D12, LM18**

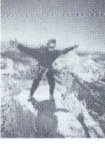

Knochenbrüche (Frakturen)

Bei den Frakturen (Knochenbrüchen) unterscheiden wir offene oder gedeckte Brüche mit und ohne Verlagerung der Bruchstücke oder auch nur Haarrisse im Knochen.

Nach den Erste-Hilfe-Maßnahmen gehören Knochenbrüche in die orthopädisch-chirurgische Versorgung. Die homöopathische Behandlung kann und soll nicht die erforderlichen Intensivmaßnahmen wie chirurgische Reposition der Bruchteile, den Gipsverband oder die Schienung ersetzen. Die Homöopathie hält jedoch eine Vielzahl von Arzneimitteln bereit, um die *Begleitbeschwerden* bei Frakturen, seien es Schwellung, Stauung, Schmerz, Blutergüsse, Gewebsverletzung und nicht zuletzt psycho-vegetative Erregung zuverlässig zu behandeln. Homöopathika bieten hier gegenüber chemisch-synthetischen Mitteln wesentliche Vorteile und nehmen eine vorrangige Stellung zur Vorbeugung gegen Störungen der Wund- und Knochenheilung und Störungen der Kallusbildung ein.

Eine frühe Mobilität ist für den Freizeitsportler wünschenswert und für den Berufssportler von entscheidender Bedeutung. Deshalb sollten die homöopathischen Mittel als ergänzende Therapie bei Knochenverletzungen unbedingt genutzt werden.

Basismittel zur Heilung von Verletzungen	Siehe Kapitel „Wunden", Seite 45, „Blutergüsse", Seite 22, „Ödeme", Seite 40, „Bänderverletzung", Seite 20
Hauptmittel bei Knochenverletzungen und Knochenbrüchen	**Symphytum D3, D6, D12**
Knochenhaut- oder Knochenschmerzen, Sehnen-Bänderzerrung	**Ruta D3-D12**
Verletzung von Knochenhaut und Sehnenansätzen	**Ruta D3-D12** zusammen mit **Symphytum D3, D6, D12**
Sehnen, Bänder, Muskel und Gelenkkapsel überdehnt und/oder mitverletzt, Schmerz in Ruhe schlimmer	**Rhus toxicodendron D8-C200, LM6-18**
Knochenbruch mit Nervverletzungen oder wenn Arnica nicht die erhoffte Besserung bringt	**Hypericum D6-D12**

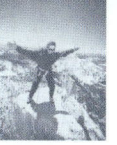

Lymphstauung an der Bruchstelle. Blasse Schwellung	**Aesculus D6-C30**
Entzündliche, rot-heiße Schwellung an der Bruchstelle bzw. eingegipsten Stelle	**Apis D6-D12**
Kopfschmerz nach Schädelbrüchen (auch Spätkopfschmerz nach Gehirnerschütterung und Schädeltrauma), siehe Kapitel „Gehirnerschütterung", Seite 26	**Natrium sulfuricum D12-C200** **Belladonna LM18**
Narbenschmerz nach Knochenbrüchen, siehe Kapitel „Narben", Seite 31	**Staphisagria D8-LM18** **Bellis perennis D4-D12**

Homöopathische Therapie zur Kallusbildung und Knochenregeneration nach Frakturen

Knochenheilmittel, zur Regeneration der Knochensubstanz und des Bindegewebes um den Knochen	**Symphytum D3-D6**
Allgemeine Regulation des Kalziumstoffwechsels im Knochen	**Calcium carbonicum D6-D12**
Knochenerneuerung und Vermeidung von Osteoporose	**Calcium phosphoricum D6-D12**
Zur Vermeidung von Knochenheilungsstörungen	**Calcium fluoratum D6-D12**
Störungen des Knochenstoffwechsels und der Mineralisation	**Silicea D6-D12**
Bindegewebsschwäche. Aktivität trotz Schmerz. Tief sitzender Knochenschmerz, chronische, monatelang bestehende Knochenhautreizung (Tennisellenbogen). Klinisch angezeigt bei Osteoporose und Mineralisationsstörungen der knöchernen Grundsubstanz sowie generalisierten Skelettveränderungen	**Acidum fluoratum D6-D12, LM18**

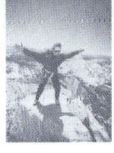

Muskelriss, Muskelfaserriss

Der Muskelfaserriss entsteht durch eine Überdehnung des Muskels, meist bei plötzlicher Muskelbelastung zum Beispiel beim Springen, bei schnellen Drehbewegungen oder plötzlicher Kraftausübung durch die Muskulatur.

Es gibt fließende Übergänge von leichter Muskelzerrung und dem Reißen einiger weniger Muskelfasern bis zum kompletten Muskelriss oder auch Sehnenabriss. Je nach Ausmaß der Überdehnung und somit Umfang der Muskelfaser- oder Muskelrisse kann auch das Beschwerdebild verschieden sein.

Beim *leichteren, nur **teilweisen*** Muskelriss (Muskelfaserriss) findet man oft über der Rissstelle einen streng lokalisierten Druckschmerz, der bei nachlassendem Druck wieder verschwindet. Eine entsprechende Eindellung lässt sich an der Rissstelle ertasten. Beim leichten Muskelfaserriss ist eine Bewegung schmerzhaft, sowohl wenn der Muskel *aktiv bewegt* als auch *passiv gedehnt* wird.

Beim **vollständigen**, kompletten Muskeldurchriss ist in der Regel eine tiefe Eindellung an der Trennstelle fühlbar. Gleichzeitig kann an der Muskelsehnenansatzstelle eine Auftreibung hervortreten und getastet werden, weil der gerissene Muskel sich zur Sehne hin zusammenzieht. Gekennzeichnet ist der Muskelriss durch einen plötzlichen lokalen Schmerz und starke Bewegungsschmerzen der betroffenen Muskelgruppe.

Je nach Tiefe und Schwere des Muskelrisses können auch Blutgefäße mit abgerissen werden, so dass sofort oder bei tiefer Verletzung nach wenigen Tagen ein Bluterguss zu sehen ist (siehe Kapitel „Blutergüsse", Seite 22).

Nach der Schwere des Krankheitsbildes richtet sich die Therapie, die von Salbenverbänden und Stützverbänden und entsprechender Schonung sowie Trainingspause bis hin zum operativen Eingriff reicht.

Leichtere Muskelüberdehnungen und Muskelfaserrisse erfordern nicht immer ein ärztliches Eingreifen (siehe Kapitel „Verrenkung, Ausrenkung, Verdrehung, Zerrung", Seite 41).

Grundsätzlich sollte eine intensive körperliche oder sportliche Tätigkeit oder gar die Teilnahme an Wettkämpfen erst wieder aufgenommen werden, wenn der Heilungsprozess abgeschlossen ist und auch bei *intensivem* körperlichen Training Beschwerdefreiheit besteht.

Homöopathische Therapie

Für die leichteren und mittelschweren Fälle kann gerade die Homöopathie als Behandlungsform mit großen Möglichkeiten hilfreich sein. Gezielt eingesetz-

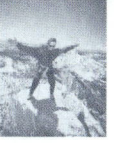

te Arzneien bessern und beschleunigen nicht nur die Heilungstendenz, sondern verringern auch die Schmerzen. In der Regel kann auf schwere schmerz- und entzündungshemmende Mittel verzichtet und die gewohnte Arbeit und volle sportliche Tätigkeit frühzeitig wieder aufgenommen werden.

Muskeldehnung, Muskelzerrung, Ruhe-schmerz	**Rhus toxicodendron D4-D12**
erste Arznei bei Verletzungen, Muskel-riss, Sehnenabriss	**Arnica D4-C200**
Sehnenreizung an der Ansatzstelle am Knochen	**Ruta D6-D12**
Nervdehnung, Nervverletzung	**Hypericum D6-C200**

Weitere homöopathische Mittel, die je nach Verletzungsumfang eingesetzt werden können, finden sich unter:

- „Blutergüsse", Seite 22
- „Bänderverletzung", Seite 20
- „Wunden", Seite 45
- „Verrenkung, Ausrenkung, Verdrehung, Zerrung", Seite 41

Zusätzliche Maßnahmen:

Neben den allgemeinen Regeln der Versorgung sind anfänglich Kältepackungen mit nachfolgenden Quarkwickeln hilfreich. Empfehlenswert sind außerdem Umschläge und Salbenverbände mit Zusätzen von **Arnica**, **Beinwell** (Symphytum), **Ringelblume** (Calendula), **Schafgarbe** (Millefolium).

Narben

Die normale Narbe ist ein Zeichen einer geheilten Wunde. Bei der Wundheilung, etwa nach Verletzungen oder Operationen, können sich Heilungsstörungen als narbige Bindegewebswucherungen (Keloide) oder als entzündliche Reizungen in der Hautschicht entwickeln.

Heilt die Wunde nicht zu, sollte an zurückgebliebene Fremdkörper oder Verschmutzung in der Wunde gedacht werden.

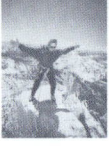

Unschöne Narbenwucherungen (Keloide), Wunden heilen nicht zu, eiternde Wunden	**Silicea D6-D12, C200, LM18**
Reizungen (Jucken, Schmerz, Rötung), Entzündung der Narbe	**Staphisagria D8-C200**
Narben brechen wieder auf, durch Verunreinigung und Fremdkörper.	**Hepar sulfuris D4-D12**

◆ Hinweis:

Entzündete oder gereizte Narben gelten in der Naturheilkunde als Herde mit Störfeldcharakter. Mit homöopathischer, vorbeugender Behandlung lässt sich dies weitgehend vermeiden. Siehe Kapitel „Herdgeschehen", Seite 100

Operationen – Homöopathische Vorbereitung und Nachbehandlung

Gerade in Zeiten erhöhter körperlicher Freizeitaktivitäten werden auch häufiger operative Maßnahmen zur Wiederherstellung nach Verletzungen notwendig. Der homöopathisch vor- und nachbehandelte Patient hat Vorteile beim postoperativen Heilungsprozess und bei der schnellen Wiederherstellung seiner Einsatzfähigkeit.

Da die homöopathischen Mittel frei von Nebenwirkungen sind, lassen sie sich nahezu zu jedem Zeitpunkt vor und nach der Operation vielseitig einsetzen.

Der vom Arzt angeleitete Patient kann hier im Krankenhaus die homöopathische Begleittherapie selbst durchführen. Zweckmäßig ist es jedoch, wenn Hausarzt und Klinikarzt die Begleittherapie absprechen.

Bei zahlreichen eigenen Praxisfällen konnte diese äußerst fruchtbare Zusammenarbeit zum Wohl des Patienten deutliche Verbesserungen bringen. Ärzte und Patienten, die einmal die positive Erfahrung mit der homöopathischen Begleittherapie gemacht haben, werden auf diese ergänzende Hilfe, schon allein wegen der Einsparung von Schmerzmitteln und wegen des komplikationslosen Heilungsverlaufes, nicht mehr verzichten wollen.

- „Wunden", Seite 45
- „Schmerzzustände", Seite 38

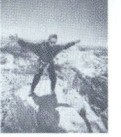

Operationen

Angst und Nervosität vor Operationen

Manche Menschen befällt, auch unbegründet, Angst und Sorge vor der Narkose oder der Operation. In fast allen Fällen kann solche psychovegetative Nervosität mit Homöopathika beseitigt werden.

Angst vor der Narkose, Furcht, nicht mehr zu erwachen	**Calcium carbonicum C200, LM18**
Furcht, Erregung, ähnlich wie Lampenfieber vor Ereignis	**Gelsemium C200, LM18**
Sorgenvolle, panische Vorstellungen von unvorhersehbaren Zwischenfällen	**Argentum nitricum C200, LM18**
Todesangst, als müsste man bei Operation sterben, Unruhe, Herzklopfen	**Aconitum C200, LM18**

Vorbereitung auf Operationen

Die Operation ist eine künstlich gesetzte Wunde. Zur Vorbereitung eignen sich deshalb die nachfolgend beschriebenen „Wundmittel".

Verletzungen, Wunden, Gefäß- und Herz-Kreislauf-Mittel, Beschleunigung der Heilung	**Arnica D4-D12**
Vorbeugung gegen Blutungen, Embolien, Thrombosen	**Millefolium D3-D6**
Heil- und Kräftigungsmittel vor und nach Operationen, Vermeidung von Blutergüssen und Stauungen	**Bellis perennis D4-D12**
Nervverletzung, damit die durchtrennten Nerven besser wieder zusammenwachsen	**Hypericum D4-D12**

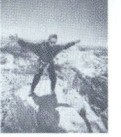

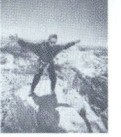

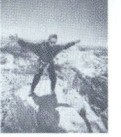

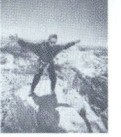

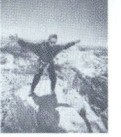

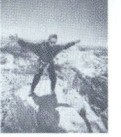

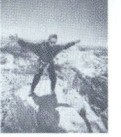

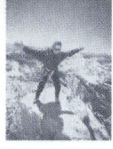

Nach der Operation

Nachfolgend wichtige Mittel zur Nachsorge bei Operationen:

Hoher Blutverlust bei Operation	**China D6-D12**
Schwäche und Blutarmut nach Operationen	**Bellis perennis D4-D12**
Große Schwäche, sterbenselend	**Arsenicum album D12-C30**
Venenentzündungen bei Frakturen. Thromboseprophylaxe. Beginnende Entzündung von gestauten Venen	**Hamamelis D6-D12**
Venenstauungen mit schmerzhaftem Kribbeln, Thromboseprophylaxe	**Millefolium D4-D12**
Vorbeugen gegen innere Verwachsungen und Narbenwucherungen	**Silicea D8-D12**

Blutungen und Blutergüsse
Siehe Kapitel „Blutungen", Seite 24, „Blutergüsse", Seite 22

Narben nach Operationen
Siehe Kapitel „Narben", Seite 31

Schmerzen und Schlaflosigkeit
Siehe Kapitel „Schmerzzustände", Seite 38

Wunden heilen nicht
Siehe Kapitel „Wunden", Seite 45, „Narben", Seite 31

Schwellungen, Ödeme, Thrombosevorbeugung
Siehe Kapitel „Schwellungen und Ödeme", Seite 40

Phantomschmerzen

Der Phantomschmerz kann nach Verletzung und Amputation von Gliedmaßen auftreten und zeigt sich in seiner Eigenart und Entstehung als ein bisher weitgehend ungeklärtes Phänomen. Obwohl die Verletzung abgeheilt oder ein Körperteil amputiert ist, empfindet der Betroffene an dieser Verlet-

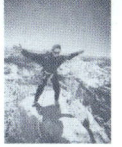

zungs- oder Amputationsstelle heftige Schmerzen wie zum Zeitpunkt der Verletzung. Im Falle einer Amputation wird der Schmerz in dem Körperteil gespürt, der entfernt, also nicht mehr vorhanden ist.

In der Regel tritt der Phantomschmerz anfallsartig und in einer solchen Heftigkeit auf, dass er manchmal nur mit sehr starken allopathischen Schmerzmitteln gelindert oder unterbunden werden kann. In vielen Fällen gelingt es, den Phantomschmerz mit der homöopathischen Behandlung zu beseitigen oder das Auftreten abzuschwächen.

Besonderheiten

Oftmals ist es unumgänglich, beim komplizierten Phantomschmerz das persönliche Mittel nach dem Prinzip des homöopathischen Arzneimittelbildes durch den erfahrenen Homöopathen suchen zu lassen.

Beginnender Schmerzanfall; akute, einschießende Schmerzen, Vibrieren der betroffenen Körperteile mit Angst und Herzklopfen	**Aconitum D4** oder **LM18**
Gereizte launenhafte Stimmung und überempfindlich bei Schmerz	**Chamomilla D4, C200, LM18**
Schmerzunerträglichkeit mit nervöser Erregbarkeit, Schmerz auch als Folge von Aufregung	**Coffea D12-C200, LM18**
Schmerzen nach Schnittverletzung und Risswunden. Sehr empfindlich	**Staphisagria D8-C200, LM18**
Man sieht und ahnt den Phantomschmerz voraus, angstvolle, sensible Menschen	**Phosophorus D8, C200, LM18**
Neuralgische Schmerzen nach Amputationen	**Allium cepa D6-C200, LM18**
Krampfartiger, zusammenschnürender Phantomschmerz	**Colocynthis D8-C200, LM18**
Pulsierender Schmerz, wellenartig, kommt plötzlich und geht plötzlich	**Belladonna D3-C200, LM18**
Nervenschmerz an verletzten Nervenenden	**Hypericum D3-LM18**

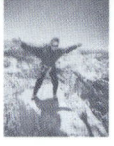
◆ **Therapiehinweis:**

Im Schmerzanfall kann in vielen Fällen durch die Einnahme eines „Schmerz-cocktails" aus **Aconitum**, **Chamomilla** und **Coffea** der Anfall abgeblockt werden. (Siehe Kapitel „Schmerzzustände", Seite 38)

Prellungen

Prellungen sind relativ häufige Verletzungen in Freizeit und Sport. Sie werden durch direkte stumpfe Gewalteinwirkung verursacht. Vornehmlich bei Stürzen und unkontrollierten Aufschlägen auf dem Boden oder Anschlagen an ein Hindernis. Im Prellungsbereich tritt meistens ein Hämatom (Bluterguss) auf, welches in die Behandlung mit einbezogen werden muss. Bei Aufschlägen auf dem Knochen oder auf die Gelenke müssen bei der Behandlung *Knochenbrüche* (eventuell röntgenologisch) *ausgeschlossen* werden.

Bei heftigen Prellungen im Bauchbereich ist besondere Vorsicht geboten, da innere Organverletzungen vorliegen können, etwa an Leber, Milz, Nieren mit inneren Blutungen oder Blutergüssen. Schwerwiegende Organprellungen erfordern eine Einweisung in die Klinik.

Unkomplizierte und normale Prellungsverletzungen kann man ganz gut selbst versorgen. Ziel der Behandlung ist, die Schwellung, den Bluterguss und die nachfolgende Entzündung abzufangen und damit den Schmerz am geprellten Körperteil möglichst zu verhindern.

Bei der *frischen Prellung*, also innerhalb der ersten Stunden, sind *Kälteauflagen* oft hilfreich und schmerzlindernd. Gleichzeitig bewirken *Salben*, die *Arnika*, Ringelblume *(Calendula)* oder Beinwell *(Symphytum)* enthalten, eine schnellere Heilung.

Erstes Mittel bei Verletzung und Prellung	**Arnica D4–C200, LM18**
Gewebequetschung und zerfetztes Gewebe bei Prellungen	**Calendula D3–D12**
Knochen- und Knochenhautprellung (Periostprellung)	**Ruta D3–D12**

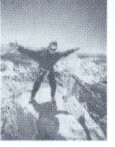

Knochenschmerz nach Prellung und Fraktur an wenig gepolsterten Knochen (zum Beispiel Schienbein)	**Symphytum D3-D12**
Augenprellung nach Boxschlag oder Tennisball usw. mit blaurotem Bluterguss um das Auge (so genanntes Brillenhämatom)	**Ledum D6-D12** zusammen mit **Symphytum D4-D12**
Wirbelsäulen- und Brustkorbprellungen	**Conium D4-D12**
Prellung des Bauches und der Weichteile	**Bellis perennis D4-D6** (ergänzend zu Arnica)
Prellungen der weiblichen Brust (Mammaprellungen)	**Bellis perennis D4-D8** zusammen mit **Conium D4-D12**
Steißbeinprellung mit lang anhaltenden Schmerzen	**Castor equi D4-D12** zusammen mit **Ruta D4-D12**
Nervverletzungen bei Prellungen	**Hypericum D4-D12**
Nervenschmerzen, zuckend, reißend, blitzartig	**Phosphorus D6-D12**

Zusätzlich sollten Sie je nach Bedarf folgende Kapitel heranziehen:

Prellungen mit Nervenschmerzen
Siehe Kapitel „Schmerzzustände", Seite 38

Prellungen mit Blutergüssen
Siehe Kapitel „Blutergüsse", Seite 22, „Blutungen", Seite 24

Frakturen bei Prellungen
Siehe Kapitel „Knochenbrüche", Seite 28

Schleimbeutelentzündungen nach Prellungen
Siehe Kapitel „Schleimbeutelentzündung", Seite 73

Zusätzliche Maßnahmen nach Prellungen

Neben den sofortigen Kälteanwendungen am geprellten Körperteil haben sich **Umschläge** und **Salbenverbände**, die Arnika (*Arnica*), Ringelblume (*Calendula*), Beinwell (*Symphytum*), Weinraute (*Ruta*) oder Schafgarbe (*Millefoli-*

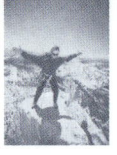

um) enthalten, als rasch heilungsfördernd und schmerzlindernd erwiesen. Eine altbewährte Methode zur Linderung der Prellungsbeschwerden sind dicke Quarkwickel. Diese äußerlichen Maßnahmen haben sich auch bei Verrenkungen, Zerrungen und Gewebsquetschungen bewährt.

Siehe Kapitel „Verrenkung, Ausrenkung, Verdrehung, Zerrung", Seite 41, Kapitel „Wunden", Seite 45

Quetschungen

Bei Gewebsquetschungen, wenn beispielsweise ein Körperteil eingeklemmt wurde, lassen sich prinzipiell die gleichen Mittel wie bei Prellungen und Wunden anwenden. Außerdem kommen solche Arzneien zum Einsatz, die bei tiefen Gewebsdefekten einschließlich Blutergüssen angewendet werden.

Siehe Kapitel „Prellungen", Seite 36
Siehe Kapitel „Wunden", Seite 45
Siehe Kapitel „Blutergüsse", Seite 22
Siehe Kapitel „Verrenkung, Ausrenkung, Verdrehung, Zerrung", Seite 41

Zusätzliche Maßnahmen:
Salbenverbände und Umschläge, beschrieben im Kapitel „Prellungen", Seite 36, und Kapitel „Verrenkung, Verdrehung, Zerrung", Seite 41

Schmerzzustände

Die Homöopathie besitzt keine Schmerzmittel im üblichen medizinischen Sinn. Man geht davon aus, dass bei einer schmerzhaften Erkrankung (Verletzung, Entzündung) mit den passenden homöopathischen Arzneimitteln der Heilvorgang schnell eingeleitet wird und es so zu einer raschen Schmerzlinderung kommt. Zwischen *körperlichen* und *seelischen* Schmerzen bestehen enge, untrennbare Wechselbeziehungen. Die homöopathische Therapie ist eine Regulationstherapie, auch bei Schmerzen. So erfasst das passende homöopathische Mittel ebenfalls die Geistes- und Gemütsebene und damit den seelischen und vegetativen Schmerz.

Bei Schmerzzuständen ist es wichtig, die bei den jeweiligen Krankheiten aufgeführten homöopathischen Heilmittel, wie in den einzelnen Kapiteln angegeben, entsprechend *häufig* einzunehmen. Es sei daran erinnert, dass bei einsetzendem Heilungsprozess naturgemäß auch die Schmerzen weniger werden.

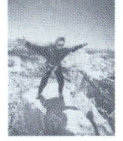

Chamomilla: nimmt dem Schmerz die Spitze und dem Patient
die ärgerliche Stimmung

Zu den „Schmerzmitteln" gehört besonders Chamomilla. Es ist ein Mittel für
jede Art unerträglichen Schmerzes, der zur Verzweiflung treibt. Es passt sowohl für den krampfartigen Bauchschmerz, für den rheumatischen Schmerz
oder den Wundschmerz, der nachts nicht schlafen lässt und aus dem Bett
treibt. Der Patient ist ärgerlich, übel gelaunt, ungeduldig und jammert kläglich. Er reagiert mürrisch und boshaft, wenn er nur angesprochen wird.

Chamomilla nimmt dem Patienten die Übellaunigkeit, Reizbarkeit, Ungeduld und ärgerliche Stimmung. Somit haben wir in Chamomilla auch ein psy-
chovegetativ wirkendes Regulans, welches die *psychische Komponente* des
Schmerzes abdeckt.

Aconitum: nimmt Angst und Unruhe und hemmt die akute
Entzündung

Aconitum hemmt deutlich die Initialentzündung, die bei einer Verletzung
oder Erkrankung zuvorderst auftritt. Darüber hinaus beseitigt die Arznei eine
bestehende psychische Unruhe und Angst bei heftig einsetzenden Beschwerden. Man kann sich an keiner Stelle ruhig halten. Aconitum nimmt die große
Angst, Furcht und Sorgen nach dem Verletzungsereignis. Es verhilft zur Ruhe,
Schmerzlinderung, aber auch zur Ausgeglichenheit und Zuversicht. Aconitum kann eine große Hilfe sein, gerade in Verletzungssituationen bei Sportlern, die aufgrund der Erkrankung mutlos und verzweifelt geworden sind und
keine psychische Kraft mehr haben, weiterzumachen. So gesehen kann das
Mittel nach schweren Verletzungen manche psychotherapeutische Sprech-
stunde und den psychischen Aufbau ergänzen oder sogar überflüssig machen.

Coffea: hilft bei Akutschmerz mit freudiger oder ärgerlicher
Erregung, insbesondere dann, wenn man dadurch schlaflos ist

Zu den weiteren „Schmerzmitteln" gehört Coffea. Klinisch gesehen können
wir es bei einem Zustand, als hätte man eine Überdosis an Bohnenkaffee zu
sich genommen, einsetzen. Der Patient ist hellwach, erregt, ungewöhnlich
lebhaft, wie elektrisiert. Der homöopathische Kaffee wirkt diesen Folgen und
solchen Zuständen von Übererregung, Schwitzen, Zittern, nervösem Herzklopfen und Schlaflosigkeit entgegen. Damit werden auch Übersensibilität,
Schmerzunerträglichkeit und Schmerzintensität beseitigt.

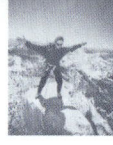

Schmerzcocktail bei akuten Schmerzen

Grundmittel für allgemeine Schmerzzustände jeder Art, die sich in der Praxis bewährt haben	**Chamomilla D6-C200, LM6-LM18** **Aconitum D4-C200, LM6-LM18** **Coffea D12-C200, LM6-LM18**

Bei akuten Schmerzzuständen ist es zweckmäßig, jeweils einige Kügelchen oder Tropfen in etwas Wasser aufzulösen und schlückchenweise alle 10 Minuten über mehrere Stunden zu trinken, bis Linderung eintritt.

Die „homöopathischen Schmerzmittel" ersetzen zwar nicht die schweren chemischen Schmerzmittel, meist kann aber als Ergänzung die übliche Dosis verringert werden.

Schwellungen und Ödeme, Lymph- und Venenstauungen

Ödeme sind Ansammlungen von Gewebsflüssigkeiten, die sich als Schwellung verschiedenen Ausmaßes zeigen. Im Rahmen dieses Buches sollen nur die Ödeme nach Verletzungen, Operationen, bei Wunden, Insektenstichen, Venenstauungen oder lokalen Entzündungen betrachtet werden. Die Beschreibung von Ödemen aufgrund von Herz-, Lungen-, Leber- oder Nierenerkrankungen würde den Rahmen dieses Buches sprengen.

Zusätzlich zu den Verletzungsmitteln, die in den jeweiligen Kapiteln beschrieben sind, haben wir wichtige Homöopathika, die geeignet sind, Schwellungen und Ödeme größeren Umfangs gering zu halten oder gar zu vermeiden.

Pralle Schwellung, Rötung heiß und schmerzhaft wie nach Bienenstich, Wärme und Berührung unerträglich	**Apis D4-C30**
Rötung, Schwellung, pulsierender Entzündungsschmerz	**Belladonna D4-C30, LM18**
Venenstauung und Ansammlung von Lymphflüssigkeit, blasse teigige Schwellung, auch bei Krampfadern und Hämorrhoiden, vorbeugend auch bei langem Sitzen auf Reisen. Venenstärkungsmittel	**Aesculus D2-D12**

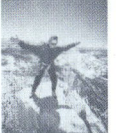

Blutfülle, Krampfadern, beginnende Venenentzündung, Thrombosevorbeugung	**Hamamelis D4-D12**
Wasseransammlungen im Bindegewebe, aufgedunsen, blasse Schwellung, meist übergewichtige Personen, Thrombosevorbeugung	**Calcium carbonicum D4-D12, LM18**
Bei allergischen Reaktionen und Schwellungen zur Zellabdichtung und zur Regulation des Kalziumstoffwechsels	**Calcium carbonicum D12-C200, LM18**
Schmerzhafte, gestaute Venen mit Kribbeln	**Millefolium D4-D8**
Venentonikum	**Arnica D4-D12**

Verrenkung, Ausrenkung (Luxation), Verdrehung (Torsion), Zerrung (Distorsion)

Zu den häufigsten Verletzungen in Freizeit und Sport gehören Verrenkungen und Verdrehungen der Gelenke mit Zerrungen der Muskulatur, Sehnen, Bänder und Gelenkkapseln.

Im günstigsten Fall einer Verrenkung kommt es lediglich zu einer Überdehnung oder Verdrehung, wobei die Gelenkflächen zusammen bleiben und die Sehnen, Bänder, Gelenkkapseln und Gefäße von Einrissen oder Abrissen verschont bleiben.

Bleiben die Gelenkflächen noch teilweise in Berührung, handelt es sich um eine unvollständige Verrenkung, eine so genannte Subluxation.

Durch extreme mechanische Krafteinwirkung kann es bei der Verdrehung und Verrenkung zu einer vollständigen Verlagerung der Gelenkflächen kommen. Man spricht dann von einer Ausrenkung, der so genannten „Luxation". In ungünstigen Situationen können sich die Gelenkflächen so weit voneinander entfernen, dass sie in einer Verrenkungsstellung (Ausrenkung) verbleiben. In solchen Fällen treten oftmals neben einer Zerrung auch Einrisse und Abrisse von Sehnen, Bändern, Kapseln und Gefäßen auf. Gefäßeinrisse führen zu ausgedehnten Blutergüssen.

Je nach Sportart können verschiedene Gelenke und Sehnen betroffen sein. *Fußballspieler* und *Handballspieler* erleiden oft Zerrungen, Verdrehungen und

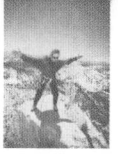

Verrenkungen am Fuß und Knie durch Umknicken, ebenso an der Hand durch Fall auf die gebeugte oder gestreckte Hand. Dasselbe ist bei *Sprintern* und *Tennisspielern*, die teilweise extreme Beinarbeit leisten, zu beobachten. *Ringer* und *Judosportler* haben entsprechend ihrem Oberkörpereinsatz häufig Schlüsselbein- und Schulterluxationen.

Bei *Skiläufern* luxiert meist das Daumengrundgelenk ebenso wie bei *Handballern* und *Boxern*. Auch können Verrenkungen und Zerrungen an der Wirbelsäule durch unkontrollierte Stürze auftreten.

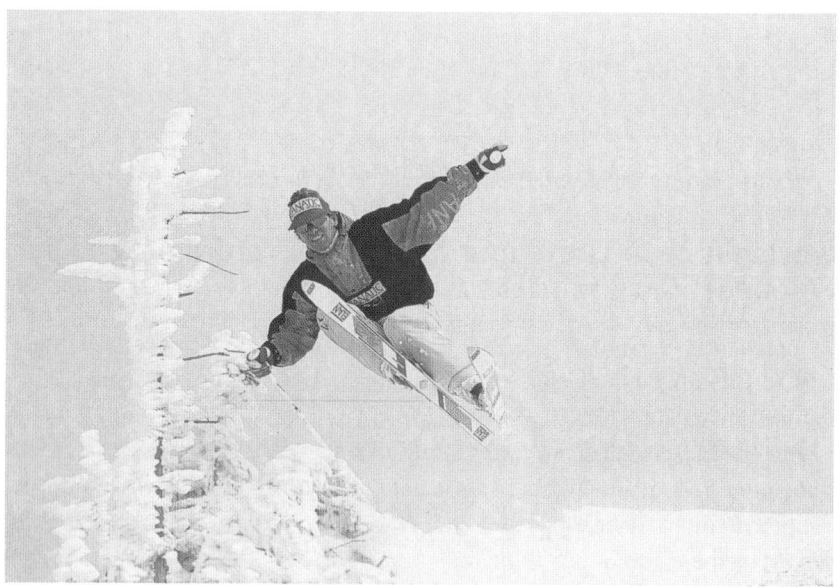

Bei Skiläufern luxiert oft das Daumengrundlenk.

Muskelermüdungen und Überlastungen bei ungenügendem Training oder auch unzweckmäßige Trainingsausrüstung begünstigen derartige Verletzungen. Bei Bindegewebsschwäche zeigt sich eine erhöhte Anfälligkeit für Verrenkungen und Zerrungen.

Wenn größere Verletzungen vorliegen, müssen Knochenbrüche sowie Risse von Bändern, Sehnen, Gelenkkapseln und Gefäßen beachtet und gegebenenfalls orthopädisch-chirurgisch versorgt werden.

Bei den geringen Verrenkungen und Zerrungen handelt es sich in der Regel um so genannte Bagatellverletzungen, die harmlos sind.

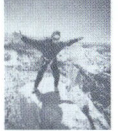

Nicht jede Zerrung oder Verrenkung erfordert ärztliches Eingreifen.

Neben Schonung und Trainingspause gehört die homöopathische Behandlung, ergänzt durch Salben- und Stützverbände, zu den wirksamsten Behandlungsmethoden. Die berufliche Tätigkeit der Verletzten muss meist nicht unterbrochen werden.

Dennoch können auch nach geringen Zerrungen und Verrenkungen lang anhaltende Beschwerden unangenehm zurückbleiben. Schon der häufig unterschwellig wiederkehrende Schmerz kann die Arbeit und das Wohlbefinden in Freizeit und Sport deutlich einschränken. Gleichzeitig besteht oft die Furcht vor erneuten Verletzungen, bis die gewohnte Trainings- und Arbeitsleistung wieder ungehindert und sicher erbracht werden kann.

Für Berufssportler können auch schon Bagatellverletzungen und deren Begleiterscheinungen im sportlichen Wettbewerb entscheidend sein. Aber auch Freizeitsportler möchten ihren geliebten Feierabendbetätigungen möglichst ohne Unterbrechung nachgehen. Die Menschen leiden dann nicht nur körperlich, sondern sind unglücklich, wenn sie untätig bleiben müssen und ihr Lebensrhythmus dadurch eingeengt wird.

Homöopathische Therapie:
Die Homöopathie findet mit ihren ausgezeichneten Arzneien ein überaus weites Betätigungsfeld in solchen Krankheitsfällen, so dass der Verletzte frühzeitig wieder die gewohnte Arbeit und volle Leistung erbringen kann. Außerdem macht die homöopathische Behandlung bei Verletzungen dieser Art meist die üblichen chemischen Mittel, Schmerzmittel, Antirheumatika, Cortison und dergleichen überflüssig.

Hauptmittel bei Verletzungen und Überlastungen	**Arnica D4-C30**
Sehnen-, Bänder-, Muskel-, Gelenkkapselmittel, Ruheschmerz, Kälte verschlimmert, Anfälligkeit für Zerrungen, Sehnen-Bänderschwäche	**Rhus toxicodendron D6-C200, LM18**
Schmerz bei der geringsten Bewegung, Entzündung an Bändern, Sehnen und Muskeln, warme Auflagen verschlimmern	**Bryonia D4-C200, LM18**

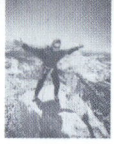
Wirbelsäulenverrenkung, „Hexenschuss", Ischialgie, entzündliche Reizzustände an Sehnenansätzen und Knochenhaut, Tennisellenbogen, allgemeine Sehnen- und Bindegewebsschwäche	**Ruta graveolens D4-D12**
Nervenverletzungen und Nervenzerrungen, wenn Arnica nicht mehr weiterhilft	**Hypericum D3-D12**
Weichteilverletzungen	**Bellis perennis D3-D12 und Millefolium D3-D12**
Quetschungen, innere und äußere Wunden	**Calendula D3-D12**
Akute wie alte, vernachlässigte Sehnenansatz-, Knochen- und Muskelverletzung. Nach Sehnen-, Bänder- und Gelenkoperationen	**Symphytum D2-D12**
Sehnen-, Sehnenscheiden- und Bänderentzündung, Restschmerz und Spätschmerz, besonders bei stürmischem Wetter auftretend	**Rhododendron D3-C200**
Chronische Gelenkverstauchung, besonders der Sprunggelenke, Anfälligkeit für Knöchelverstauchung oder auch nur das Gefühl einer Verstauchung	**Strontium carbonicum D8-C200, LM6-LM18**

Je nach Krankheitsbild sollten weitere Kapitel beachtet werden.

Siehe Kapitel „Blutungen", Seite 24, „Blutergüsse", Seite 22, „Muskelriss, Muskelfaserriss", Seite 30, „Prellungen", Seite 36, „Schmerzzustände", Seite 38, „Wunden", Seite 45, „Bindegewebsschwäche", Seite 87

Zusätzliche Maßnahmen: Umschläge und Salbenverbände
In Verbindung mit der Einnahme homöopathischer Mittel lassen sich bestens Umschläge und Salbenverbände, die homöopathische Mittel enthalten, mit Quarkwickeln kombinieren. Zur äußeren Anwendung kommen vor allem:

- **Arnica D6-D12**
- **Calendula D2-D4**

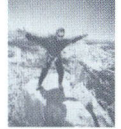

- Hypericum D4-D12
- Symphytum D4-D12

Herstellung und Anwendung des Umschlags:
Jeweils 10 Tropfen oder 10 Kügelchen der vorgenannten Mittel in 1 Glas Wasser oder besser Kamillentee auflösen. Möglichst sterile Gazestreifen oder Mullkompressen verwenden – im Notfall genügt ein frisch abgekochtes Taschentuch. Diese Auflage wird mit dem Gemisch gut angefeuchtet und auf die verletzte Stelle gebunden. Der Umschlag wird täglich mehrmals erneuert.

❶ Zu beachten:

Für die äußerliche Anwendung sollte *Arnica nicht in Urtinktur*, sondern in potenziertem Zustand als D2-D12 angewendet werden. Damit kann man mögliche Hautreizungen vermeiden.

Mit diesen Umschlägen sind zugleich Hautabschürfungen oder verschmutzte Wunden zu behandeln, sofern sie nicht auf eine andere Art und Weise versorgt werden müssen.

Wunden – Häufige Formen

Wunden sind durch Verletzungen entstandene Gewebszerstörungen. Allgemein kann bei Wunden je nach Verletzungsart oder Verletzungsursache (Biss-, Riss-, Schlag-, Stich-, Schnittwunde, Quetschung) unterschieden werden:

- Die offene Wunde:
  Es handelt sich um Gewebsverletzungen mit Durchtrennung der Haut. Dazu gehören Schnitt-, Biss-, Riss- und Stichwunden.
- Die geschlossene Wunde:
  Hier bestehen im tiefer liegenden Gewebe innere Gewebsverletzungen, ohne dass die Hautschicht durchtrennt ist. Sie treten bei geschlossenen Frakturen oder nach Quetschungen, Verrenkungen, Prellungen, Muskelfaserrissen auf.
- Die oberflächliche Wunde:
  Dazu gehören Hautabschürfungen und Verbrennungen leichteren Grades. Besondere Berücksichtigung bedürfen die verschmutzten oder infizierten Wunden.

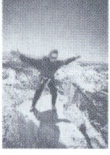

- Die Operationswunde:
  Operationswunden, ob an Haut oder inneren Organen, sind künstlich herbeigeführte Wunden unter bestimmten sterilen Maßnahmen.

Die allgemeine Wundbehandlung

Bei größeren Wunden ist zu entscheiden, ob eine ärztlich chirurgische Versorgung, etwa die Wundnaht, erforderlich ist. Bei tiefer liegenden geschlossenen Wunden können größere ausgedehnte Blutergüsse vorhanden sein, die möglicherweise auch chirurgisch versorgt werden müssen. Hier muss die Ausräumung eines großen Blutergusses erwogen werden. Offene, verschmutzte oder bakteriell infizierte Wunden bedürfen darüber hinaus einer besonderen Desinfektion und Reinigung.

Ziel jeder Wundbehandlung ist es, eine frühestmögliche funktionsgerechte Heilung des zerstörten Gewebes zu erreichen. Außerdem sollte heute jeder freizeitaktive Mensch gegen Wundstarrkrampf (Tetanus) vorsorglich geimpft sein.

Homöopathische Wundbehandlung

Die Homöopathie verfügt über ausgezeichnete Heilmittel bei der Behandlung von Wunden, Verletzungen und deren Folgebeschwerden. Bei chirurgischen Maßnahmen wird die Homöopathie begleitend eingesetzt. In vielen Fällen können die homöopathischen Mittel, die sich in der Praxis bewährt haben, per Diagnose eingesetzt werden.

Grundsätzlich sollte bei Wunden so weit wie möglich eine *individuelle* homöopathische Therapie nach Verletzungsart, Schmerzqualität und Aussehen der Wunde angestrebt werden. Individuelle homöopathische Arzneimittel lassen sich auswählen, je nachdem, ob es sich um eine offene oder geschlossene Wunde, um Bisswunden oder Schlagwunden, um Quetschwunden oder um Stichwunden handelt und ob Blutergüsse und Entzündungen vorliegen. Außerdem lässt sich unterscheiden, ob bei der Wunde die Knochen, die Knochenhaut oder die Nerven mitverletzt worden sind. Ebenso lassen sich die Schmerzqualität und Empfindung des Patienten berücksichtigen.

Oft bleiben nach Wunden entzündete, wuchernde und kosmetisch unschöne Narben zurück. Sie gelten in der Naturheilkunde als mögliche Herde mit *Störfeldcharakter*. Durch die homöopathische Wundbehandlung ist eine bessere Narbenheilung (siehe Seite 31) gewährleistet.

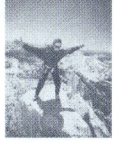

Basismittel, die für alle Arten von inneren und äußeren Wunden in Frage kommen	**Arnica D4-D12** **Bellis perennis D4-D12** **Calendula D3-D12** **Millefolium D3-D12** **Hypericum D6-D12**
Vorrangiges Heilmittel bei Verletzungen und den Folgezuständen, gleichgültig, ob es sich um eine frische oder alte Verletzung handelt	**Arnica D4-D12**
Heil- und Kräftigungsmittel nach Verletzungen, Vermeidung von Blutergüssen und Stauungen	**Bellis perennis D4-D12**
Offene Wunden, infiziertes und zerfetztes Gewebe, zur Verbesserung der Primärheilung und Regeneration des verletzten Gewebes. Wunden, die nicht heilen wollen	**Calendula D3-D12**
Jede Art von Verletzung mit Blutung, zur Rückbildung des Blutergusses	**Millefolium D3-D12** (schon bei Hildegard von Bingen 1098–1179 erwähnt)
Nervenverletzungen bei Wunden oder wenn Arnica nicht weiterhilft	**Hypericum D6-D12**

Wunden heilen nicht

Narben brechen wieder auf durch Verunreinigung oder Fremdkörper. Wiederkehrende Entzündung und Eiterung an älteren Wunden und Körperstellen, die sich immer wieder entzünden. Abszesse	**Hepar sulfuris D6**, um die Entzündungsquelle (Fremdkörper) nach außen zu bringen **Hepar sulfuris D/C200**, um die Entzündung zu resorbieren
Wunden heilen nicht zu, eiternde Wunden. Unschöne Narbenwucherungen (Keloide)	**Silicea D6-C200, LM18**
Beginnender Abszess durch Wundinfektion, eitrige Entzündung (Furunkel, Karbunkel)	**Myristica sebifera D1-D6, D12** „Homöopathisches Messer" genannt, weil es die Spontanentleerung beschleunigt und das chirurgische Messer überflüssig machen kann.

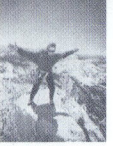
Brennen der entzündeten Wunde, geschwürig, mit bläulich-schwarzem Grund und stinkender Absonderung. Linderung durch heiße Umschläge. Viel Durst. Große körperliche Schwäche	**Arsenicum album D6-C200**
Nässende, leicht blutende Wunde, entzündete, eitrige oder geschwürige Wundränder	**Mercur solubilis D12-C30** Bringt die Eiterung zum Stillstand. Nachfolgend ist oft Hepar sulfuris D12 zum Abheilen günstig.
Tiefe, zerfetzte, an den Rändern ausgefranste Wunden, die chronisch eitern	**Gunpowder D12-C200, LM18**
Hemmung der allgemeinen Entzündungsreaktion, Stimulierung der weißen Blutkörperchen (Leukozyten) und Mobilisierung der Abwehrkräfte	**Echinacea Urtinktur** 3x täglich einen Esslöffel über mehrere Tage

❶ Therapiehinweise:

Schwellungen des Wundgebietes
Siehe Kapitel „Schwellungen und Ödeme, Lymph- und Venenstauungen", Seite 40

Blutergüsse bei Wunden
Siehe Kapitel „Blutergüsse", Seite 22, „Blutungen", Seite 24

Knochen- und Knochenhautverletzung bei Wunden
Siehe Kapitel „Knochenbrüche (Frakturen)", Seite 28

Wundinfektion (Sepsis)
Durch Reinigung und Desinfektion kann eine Wundinfektion vermieden werden. Siehe Kapitel „Blutvergiftung (Sepsis) und Wundinfektion", Seite 24

Wunden heilen nicht
Siehe Kapitel „Blutvergiftung (Sepsis) und Wundinfektion", Seite 24, „Narben", Seite 31

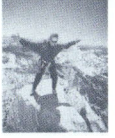

Wunden – Besondere Formen

Schnittwunde mit glatten Wundrändern (Messerschnitt, Operationswunde)	**Staphisagria D6-C200**
Stichwunde durch spitze Gegenstände (Nadel, Nagel, Insekten) oder Bisse, blutunterlaufen. Wunde blass und kalt. Besserung der Schmerzen durch Kälte. Alte Wunden	**Ledum D6-C200, LM18** auch als Nachfolgemittel nach Arnica, wenn dieses nicht vollständig heilt
Stichwunde, die aussieht wie nach einem Bienenstich mit Rötung, Schwellung, Hitze brennendem Schmerz, berührungs- und wärmeempfindlich, Kälte bessert	**Apis D6-C200, LM18**
Wunde wie bei Apis, jedoch heftiger brennend, neigt zur Abszessbildung. Wespen- und Hornissenstiche	**Vespa crabro D6-C200, LM18**
Bisswunde bis in tiefe Schichten zerfetzt und verunreinigt. Gefahr der Wundinfektion (Sepsis)	**Belladonna D4-C200** mit pochendem akutem Schmerz, Wunde heiß, berührungsempfindlich **Lachesis D8-D12** blaurote Wunde, blutend, Blutung kommt nicht zum Stillstand

Stichwunden
Siehe Kapitel „Insektenstiche und Insektenbisse", Seite 116

Hautabschürfungen – oberflächliche Wunden
Siehe Kapitel „Oberflächliche Wunden – Schürfwunden – Hautabschürfungen ", Seite 50

Prellung und Quetschung bei Wunden
Siehe Kapitel „Prellungen", Seite 36, „Quetschungen", Seite 38, „Blutergüsse", Seite 22

Schwellungen des Wundgebietes
Siehe Kapitel „Schwellungen und Ödeme, Lymph- und Venenstauungen", Seite 40

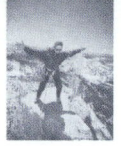

Wunden in Gelenknähe, Sehnenverletzungen
Siehe Kapitel „Bänderverletzung", Seite 20

Vergessen Sie bitte nicht, als erste Maßnahme die Wunde zu reinigen und zu desinfizieren.

Zusätzliche Maßnahmen bei Wunden: Kompressen und Salbenauflagen

Salbenverbände, denen homöopathische Heilmittel zugesetzt werden wie **Arnica**, **Calendula**, **Millefolium** und **Hamamelis** verringern den Wundschmerz und verbessern die Wundheilung. Gleichzeitig verhindern diese Mittel die Gewebeschwellung (Ödem) um die Wunde herum und schützen vor Infektion. Für die Behandlung mit feuchten Umschlägen siehe Kapitel „Oberflächliche Wunden – Hautabschürfungen".

Oberflächliche Wunden – Schürfwunden – Hautabschürfungen

Es handelt sich um flächenhafte Verletzungen der oberen Hautschichten, die beim Sturz auf den Boden oder Rutschen an harten Gegenständen entstehen können.

Die Wundheilung verzögert sich, wenn Hautabschürfungen verschmutzen. Oberflächliche Wunden sollten so schnell wie möglich gereinigt werden mit abgekochtem, lauwarmem Wasser oder Kochsalzlösung – nicht mit Alkohol! Noch günstiger für die nachfolgende Wundheilung ist eine Reinigung mit Kamillen- oder Ringelblumenextrakt.

Solange Schürfwunden nässen, sollten keine Salben oder Puder aufgetragen werden, weil diese die Wunde verschmieren oder verkleben.

Die Heilung der gut gereinigten Hautwunde wird durch die Einnahme homöopathischer Mittel zusätzlich unterstützt. Grundsätzlich werden bei Hautabschürfungen die gleichen Mittel genommen wie im Kapitel „Wunden", Seite 45, beschrieben.

Zusätzliche Maßnahmen:
Bei Hautabschürfungen kann die Anwendung feuchter Umschläge, denen homöopathische Mittel zugesetzt sind, zur raschen Erneuerung der Haut beitragen und vor allem die Wundinfektion verhüten.

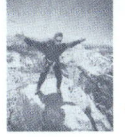

Homöopathische Behandlung mit feuchten Umschlägen

In einer kleinen Menge Kochsalzlösung oder Kamillentee werden je 10 Tropfen oder 10 Kügelchen **Arnica, Calendula** und **Hypericum** aufgelöst. Sterile Gazestreifen oder Mullkompressen, die in der Apotheke erhältlich sind, werden mit diesem Gemisch getränkt und auf die verletzte Stelle leicht gebunden. Nur im Notfall kann man sich mit einem frisch ausgekochten Stofftaschentuch behelfen. Der Umschlag wird mehrmals täglich erneuert. In gleicher Weise verfährt man mit oberflächlichen oder verschmutzten tieferen Wunden, die nicht genäht oder chirurgisch versorgt werden müssen oder können.

Zahnverletzungen – Zahn wird ausgeschlagen

Es kommt immer wieder vor, dass bei einem Sturz oder Schlag aufs Gesicht Zähne ausgeschlagen oder gelockert werden. Auch Zahnbrüche sind häufig.

Als wichtigste Regeln gelten:
Sobald wie möglich den Zahnarzt aufsuchen. In günstigen Fällen lässt sich der Zahn erhalten. Ist der Zahn nur gelockert und noch in seinem Zahnfach im Kiefer verblieben, wird er durch Schienung in aller Regel wieder festwachsen.

So lässt sich selbst ein ausgeschlagener Zahn retten:
Ist der Zahn ausgeschlagen – meist geht es um einen Zahn der vorderen Zahnreihe, also einen Schneidezahn – so wird empfohlen, den Zahn nicht in die Hand zu nehmen, nicht in ein Taschentuch einzuwickeln, sondern im Mund zu belassen und mit dem Zahn im Mund zum Zahnarzt zu gehen. Die Wurzelhaut darf nicht austrocknen, der Zahn darf nicht durch Bakterien außerhalb des Mundes verschmutzt werden. Neuerdings wird darauf hingewiesen, den Zahn in pasteurisierter Milch (H-Milch) zu transportieren. Meist lässt sich der herausgefallene (luxierte) und nicht zerbrochene Zahn wieder in sein Zahnbett einsetzen. Er wird mit großer Wahrscheinlichkeit fest einwachsen, vorausgesetzt, die Zahnwurzel ist nicht ausgetrocknet oder verunreinigt.

Die Homöopathie kann unbestritten sehr Wertvolles zur Einheilung des Zahnes und zum Verheilen der Wunde beitragen. Hierbei kommen die Mittel wie bei Verletzungen, Quetschungen, Prellungen oder Wunden infrage.

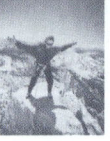

Verletzungsmittel erster Wahl. Siehe Kapitel „Wunden", Seite 45	**Arnica D4-C200** **Bellis perennis D4-D12** **Millefolium D3-D12**
Quetschung des Zahnhalteapparates	**Calendula D3-D6**
Nervverletzung am Zahn	**Hypericum D12**
Verhütung einer Nerv- (Zahnpulpa-) Entzündung	**Hepar sulfuris D30-C200**
Knochenheilmittel	**Symphytum D2-D12**
Knochenerneuerungsmittel	**Calcium phosphoricum D6-D12**

◆ **Therapiehinweise:**

Im akuten Verletzungsnotfall können die Arzneimittel in halbstündlicher Abfolge hintereinander oder nebeneinander gleichzeitig genommen werden.

Bluterguss und Blutungen
Siehe Kapitel „Blutergüsse", Seite 22, „Blutungen", Seite 24

Gesichtsprellungen
Siehe Kapitel „Prellungen", Seite 36

Kieferbruch
Siehe Kapitel „Knochenbrüche (Frakturen)", Seite 28

Schwellung des Gesichtes
Siehe Kapitel „Schwellungen und Ödeme, Lymph- und Venenstauungen", Seite 40

Wundschmerz nach Zahnverletzung
Siehe Kapitel „Schmerzzustände", Seite 38

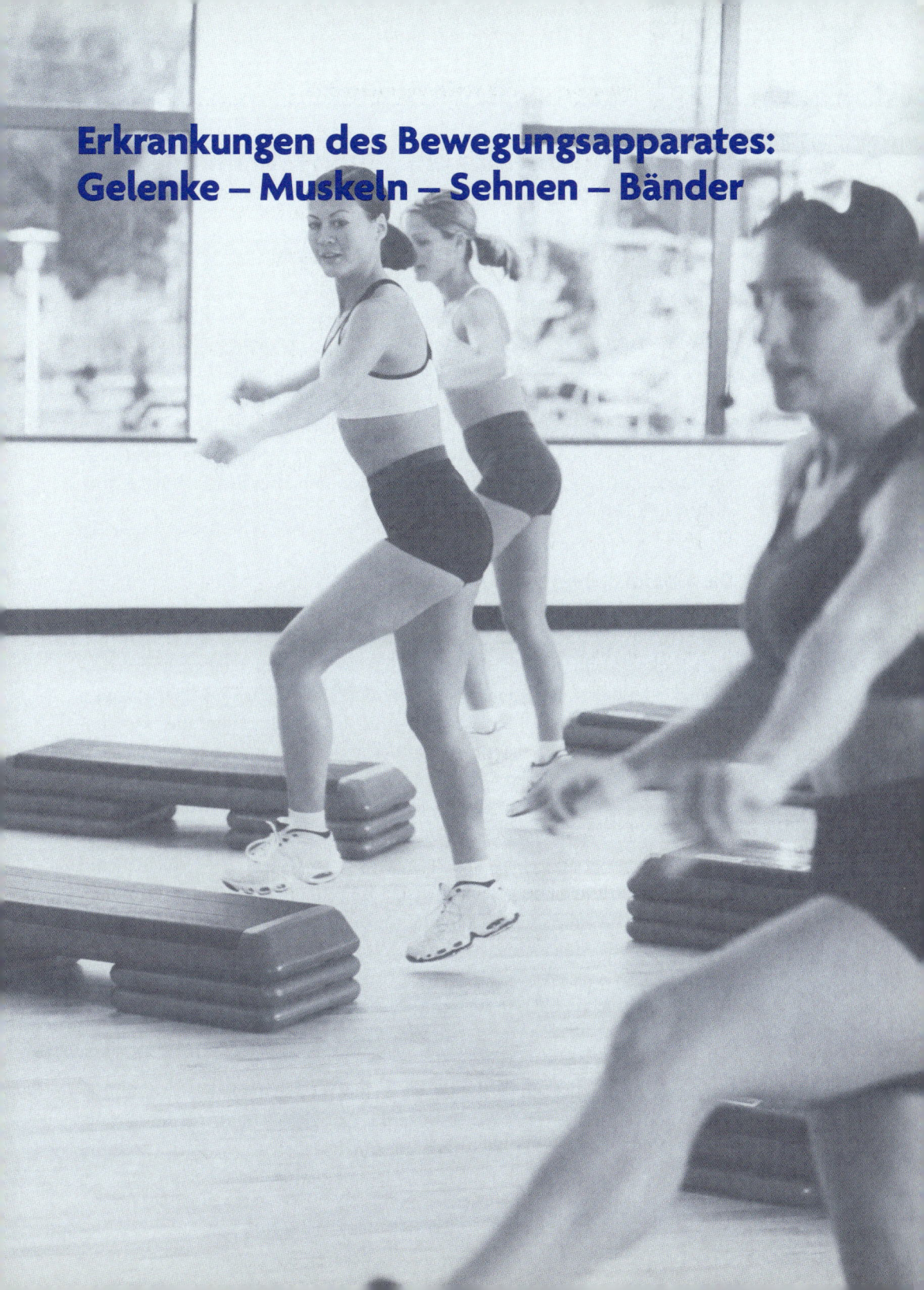

Erkrankungen des Bewegungsapparates:
Gelenke – Muskeln – Sehnen – Bänder

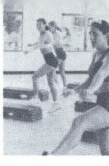

Die Behandlung der einzelnen Erkrankungen und Beschwerden

Gelenkentzündung (Arthritis, Arthrose)

Im Kapitel Gelenkentzündung sind die Entzündungen sämtlicher Gelenke des Körpers gemeint. In der homöopathischen Therapie kennt man zwar noch spezifische Mittel der einzelnen Gelenke, im Wesentlichen können die Gelenke aber aufgrund des Entzündungsmerkmales gemeinsam abgehandelt werden. Weitere ins Detail gehende Ausführungen würden den Rahmen dieses Buches sprengen. Wer mit den nachfolgenden Ausführungen seine Gelenkprobleme nicht lösen kann, sollte den homöopathischen Fachmann konsultieren.

Das Grundkonzept der Behandlung

Die akute Gelenkentzündung (Arthritis) oder die chronische Gelenkentzündung (Arthrose) ist in ihrer Ursache und Erscheinungsform ein vielschichtiges Krankheitsbild. Sowohl die akute Gelenkentzündung als auch die chronisch wiederkehrende Arthritis gehören in die Diagnostik und Überwachung des Arztes. Es muss abgeklärt werden, ob es sich um eine spontane, posttraumatische oder infektiöse Arthritis handelt, oder ob die bestehende Gelenkentzündung einer anderen Grundkrankheit als Begleiterscheinung zugeordnet werden muss: *Gicht, chronische Polyarthritis, rheumatische Arthritis, Psoriasis,* allgemeine *Arthropathie* und dergleichen. In der Behandlung durch den erfahrenen homöopathischen Arzt, werden die verschiedenen Ursachen und Gelenkentzündungen differenziert. Zur Abklärung der Art der Entzündung können verschiedene Untersuchungen sowie interdisziplinäres Zusammenarbeiten zwischen Allgemeinarzt, Röntgenologen, Orthopäden und Rheumatologen erforderlich sein.

Eine allgemeine Behandlung richtet sich nach der Grundkrankheit.

Homöopathische Behandlung

Nach meiner praktischen Erfahrung ist es durchaus sinnvoll, in schweren Fällen die konventionelle Therapie (Analgetika, Antiphlogistika), mit der homöopathischen Behandlung zu kombinieren. Auch begleitend zur operativen und fachorthopädischen Behandlung hat die Homöopathie ihre Berechtigung.

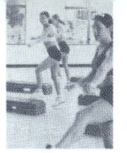

Ein Rückgang der Entzündung muss schnell und sicher in einem bestimmten Zeitraum erfolgen, weil nicht ausreichend behandelte Entzündungen zu degenerativen Ab- und Umbauprozessen an Gelenkflächen, Kapsel, Sehnen und Bändern führen können.

Geeignete Krankheitsfälle lassen sich bei guter homöopathischer Arzneimittelkenntnis allein homöopathisch behandeln.

Bei schwierigen Fällen kann das homöopathische Mittel in jedem Fall eine gute Unterstützung sein.

❗ Hinweis:

In der nachfolgenden Tabelle sind mehrere Arzneimittel mit den Hauptsymptomen aufgeführt. Die Charakteristika der jeweiligen Arzneimittel werden im Kapitel „Rheuma und rheumatische Erkrankungen", Seite 66, beschrieben, so dass aufgrund dessen das passende Mittel für die Gelenkentzündung herausgefunden werden kann.

Akute Gelenkentzündung

Rötung, Hitze, akute Entzündung, Schwellung des Gelenks	**Aconitum D4-D12, LM6-LM18** **Apis D6-D12, LM6-LM18** **Colchicum D3-D12, LM6-LM18** **Ruta D6-D12, LM6-LM18** **Harpagophytum D4-D12**
Schmerz, Bewegung verschlimmert, Ruhigstellung bessert, Gelenkerguss	**Bryonia D4-D12, LM6-LM18**
Äußerst schmerzempfindlich, gereizte Stimmung, Drang, sich zu bewegen, besonders nachts	**Chamomilla D6, LM6-LM18**
Bewegung bessert, Ruhe verschlimmert, Kälte verschlimmert	**Rhus toxicodendron D4-D12, LM18** **Rhododendron D3-D12, LM6-LM18** **Phosphorus D6-D12**
Schmerzen wandern über mehrere Gelenke. Wetterfühligkeit	**Pulsatilla D4-D12, LM6-LM18** **Rhododendron D4-D12, LM6-LM18** **Kalmia D6-D12** **Arnica D6-C200, LM6-LM18** **Rhus toxicodendron D4-D12, LM18**

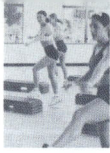

Bedingt durch Kälte, Wind, feuchtes Wetter, Kaltbaden, Durchnässung, Kälteanwendung verschlimmert	**Dulcamara D3-D12, LM6-LM18** **Rhododendron D4-D12, LM6-LM18** **Thuja D3-D12, LM6-LM18** **Colchicum D3-D12, LM6-LM18** **Calcium carbonicum D4-D12, LM18**
Gelenkentzündung, Besserung durch kalte Umschläge oder kalte Auflagen	**Ledum D6-D12, LM6-LM18** **Pulsatilla D4-D12, LM6-LM18** **Guajacum D3-D12, LM6-LM18** **Chamomilla D6, LM6-LM18** **Phosphorus D6-D12**
Verzögerter Heilungsprozess, schleppende Besserung und Erleichterung, zur Verbesserung der Reaktions- und Heilbereitschaft, Konstitutionsmittel	**Tuberculinum-Koch C200, LM18** alle 4 Wochen
Lange, hartnäckig fortbestehende Gelenkleiden und wenn andere Mittel keine Hilfe bringen	**Harpagophytum D4-D12**

Chronisch-degenerative Gelenkentzündung

Basisbehandlung zum Aufbau der knöchernen Grundsubstanz und des Bindegewebes, siehe Kapitel „Verschleißerscheinungen und Degeneration", Seite 61	**Calcium carbonicum D4-D12** **Calcium fluoratum D4-D12** **Calcium phosphoricum D4-D12** **Silicea D4-D12** **Acidum fluoratum D6, D12, LM18**

Weitere homöopathische Mittel, die je nach Krankheitsbild eingesetzt werden können, finden sich unter Kapitel „Knochenbrüche (Frakturen)", Seite 28, Rubrik Kallusbildung und Knochenregeneration, „Rheuma und rheumatische Erkrankungen", Seite 66, „Leistungssteigerung bei Schwächen der Konstitution und der körperlichen Veranlagung", Seite 169, „Kreuzschmerz", Seite 57.

Gelenkknacken

Das knackende Geräusch beim Abbiegen eines Gelenkes, meist sind Kniegelenke oder Fingergelenke betroffen, ist keine Erkrankung im eigentlichen

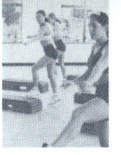

Sinn. Abgegrenzt sollte ein Gelenkgeräusch werden, welches nach Verletzung oder bei Arthrose auftritt.

Gelenkgeräusche aufgrund von Verletzungen oder bei Arthrose sind nach den Grundsätzen der Verletzung oder degenerativen Gelenkentzündungen zu behandeln. Siehe hierzu Kapitel „Gelenkentzündung", Seite 54

Kurmäßige Einnahme als Grundmittel über ca. 2 Monate	**Calcium carbonicum D12** 2 × täglich **Ruta graveolens D6** 3 × täglich
Anschlussmittel, über 2 Wochen lang	**Sulfur D12** 2 × täglich
Danach für weitere 2 Wochen	**Rhus toxicodendron C30** 1 × wöchentlich
Anschließend für die nachfolgenden 2 Wochen	**Ledum D12** 2 × täglich

⊕ Therapiehinweis:

Diese Kur kann mehrfach wiederholt werden.

Kreuzschmerz (Lumbago, Bandscheibenvorfall)

Ursachen und Zusammenhänge

Beim Kreuzschmerz wird in der Medizin eine Vielzahl von verschiedenen Krankheitsbegriffen nebeneinander für das gleiche Krankheitsbild gebraucht. In der allgemein medizinischen Praxis erscheint es deshalb sinnvoll, die verschiedenen Begriffe und Bezeichnungen in zwei übergeordnete Krankheitsbilder einzuordnen.

- **Lumbago** (Hexenschuss, Discopathie, Pseudoischialgie, Wirbelsäulenblockierung)
- **Bandscheibenvorfall** (Discushernie, Ischialgie, Ischiaswurzelkompressionssyndrom, Lumboischialgie)

Als Lumbago oder einfacher Hexenschuss lässt sich die lokal begrenzte Schmerzsymptomatik aufgrund lokaler Wirbelkörperverdrehung mit Bandscheibenlockerung bezeichnen.

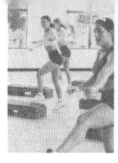

Der Bandscheibenvorfall hingegen ist eine bedeutend weiterreichende Schädigung mit Austreten von Bandscheibenteilen (Discushernie, Prolaps), die im Extremfall den Ischiasnerv eindrücken und zu ausstrahlenden Schmerzen mit und ohne Gefühlsstörungen (Taubheit) oder Lähmungserscheinungen in der betroffenen Muskulatur führen können.

Vom Lumbago bis zum Bandscheibenvorfall bestehen oft fließende Übergänge je nach Stärke der Bandscheibenschädigung und anderer degenerativer Wirbelkörperveränderungen (Spondylitis, Osteochondrosis). Je nach Ausmaß der lokalen Erkrankung können eine Reihe von Wurzelreizungen auftreten, die ebenfalls einen fortleitenden Ischiasschmerz auslösen und somit zu Verwechslungen führen können. Die endgültige Diagnose der Ursache kann oft nur eine neurologische Untersuchung oder eine Röntgenuntersuchung bringen.

Aus medizinisch homöopathischer Sicht können beide Krankheitsbilder mit ihren fließenden Übergängen als **Lumbago-Ischiassyndrom** bezeichnet werden, ohne hiermit einer notwendigen Befunderhebung vorzugreifen. Dies ist schon deshalb möglich, weil nach homöopathischen Grundsätzen stets die einzelnen Modalitäten, wie Art und Weise des lokalen Schmerzes oder Gefühlsstörungen bei der Wahl des Mittels den Ausschlag geben.

In den Durchschnittsfällen genügt die Homöopathie mit den anderen physikalischen Maßnahmen zur Wiederherstellung der Gesundheit. In schweren und schwierigen Fällen mit massiven neurologischen Ausfällen, Lähmungserscheinung von Beinen, Blase oder Darm besteht eine *Notfallsituation* mit Notwendigkeit dringlicher Einweisung in eine *orthopädische* oder *neurochirurgische Klinik*.

Nach heutigem medizinischen Kenntnisstand gilt die Regel, dass bei Fehlen von massiven neurologischen Ausfällen zunächst die Behandlung konservativ, also nicht operativ versucht werden sollte.

Bei Kreuzschmerzen aller Art hat die Homöopathie und Naturheilkunde hervorragende Behandlungserfolge aufzuweisen.

Die Beschwerden bei Lumbago oder Ischialgie treten oft nach unachtsamen oder ruckartigen Bewegungen auf. Häufig gehen Erkältungen voraus. Es gibt aber auch den schleichenden Beginn. Oftmals bestanden früher schon ähnliche „Hexenschüsse", die dem Patienten bekannt sind. Je nach Ausmaß der Irritation von Lendenwirbeln und Kreuzbein kann die Schmerzqualität in

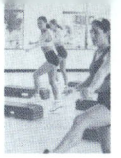

der Intensität verschieden sein. Bei der Lumbago ist der heftige Schmerz vornehmlich in der Lenden- und Kreuzbeingegend lokalisiert und kann durch Bücken, Sitzen und andere Haltungen verschlimmert werden.

Bei der Ischialgie und dem Bandscheibenvorfall kommen ausstrahlende Schmerzen in das Versorgungsgebiet der Ischiasnerven in den Beinen hinzu.

Ausgelöst wird der Schmerz durch die plötzliche Lageveränderung der gelockerten oder gerissenen Bandscheibe, die Druck auf die Haltebänder der Wirbelsäule mit ihren sensiblen Nervenendigungen und im schlimmeren Fall auf die Wurzel des Ischiasnerven ausübt.

Häufig entsteht dabei eine schmerzhafte, asymmetrische Rückenmuskulaturkontraktur, sodass der Betroffene mit einer *Schiefhaltung* (Schonhaltung) des Rumpfes derjenigen Bewegung auszuweichen sucht, die den heftigen Schmerz auslöste.

Der für die konservative Behandlung geeignete Fall kann neben der homöopathischen Behandlung durch *entspannende Lagerung* des Patienten (Stufenlagerung, Stufenbett) oder *neuraltherapeutische Injektionen*, beispielsweise an die Nervwurzel des Ischiasnerven, zusätzlich behandelt werden.

Homöopathische Behandlung

In der Homöopathie ist es für die Heilung der Krankheit nicht so entscheidend, unter welchen klinischen Begriffen der Kreuzschmerz eingeordnet wird. Behandelt wird zunächst mit den Grundregeln der Homöopathie nach Ursache, Art und Weise des Auftretens der Beschwerden unter Einbeziehung der Umstände und Auffälligkeiten. Wenn man diese Modalitäten zu einem *Arzneimittelbild* zusammenfügt, hat man das heilende Mittel gefunden.

Zur Schmerzlinderung denke man an die geeigneten homöopathischen Mittel. (Siehe Kapitel „Schmerzzustände", Seite 38)

Bei Verrenkungen, Verdrehungen und Verletzungen der Wirbelsäule sind auch Mittel zu beachten, die in den jeweiligen Kapiteln aufgeführt sind. (Siehe Kapitel „Verrenkung, Ausrenkung, Verdrehung, Zerrung", Seite 41)

◆ Hinweis:

In der nachfolgenden Tabelle sind mehrere Arzneimittel mit ihren Hauptsymptomen aufgeführt. Die Charakteristika der jeweiligen Arzneimittel werden im Kapitel „Rheuma und rheumatische Erkrankungen", Seite 66, beschrieben, so dass aufgrund dessen das passende Mittel für den Kreuzschmerz herausgefunden werden kann.

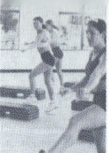

Abnutzungserscheinungen an Sehnen und Bändern	**Bryonia D6-C200, LM18** **Calcium carbonicum D4-D12** **Hypericum D4-C200, LM18** **Ledum D8-C200** **Nux vomica D6-D12, LM18** **Rhododendron D8-D12, LM6-LM18** **Rhus toxicodendron D4-C200, LM18** **Ruta D4-C200, LM18**
Nach Einwirkung von Erkältungen	**Aconitum D8-C200** **Rhus toxicodendron D6-C200**
Wärmeanwendung bessert	**Arsenicum album D6-D12, LM18** **Bryonia D8-C200** **Colocynthis D6-D12, LM18** **Magnesium phosphoricum D6-C200, LM18** **Rhus toxicodendron D6-D12, LM18**
Wärmeanwendung verschlechtert	**Chamomilla D12-C200, LM18** **Colocynthis D6-C200, LM18** **Guajacum D6-C200, LM18** **Ledum D8-C200, LM18** **Mercurius solubilis D12, LM6-LM18** **Phosphorus D6-C200, LM18** **Ranunculus bulbosus D6-C200, LM18**
Kälteanwendung verschlechtert, ebenso nasskaltes Wetter	**Arsenicum album D6-C30** **Calcium carbonicum D12-C200, LM6-LM18** **Dulcamara D8-C200, LM6-LM18** **Phosphorus D6-D12** **Rhus toxicodendron D6-C30, LM18**
Gehen und fortgesetzte Bewegung verschlechtern	**Bryonia D4-C30, LM18** **Colocynthis D4-C30, LM18** **Guajacum D6-D12, LM18** **Phosphorus D6-D12, LM18** **Rhus toxicodendron D4-C30, LM18**
Gehen verbessert	**Rhus toxicodendron D4-C30** **Ruta D6-C30**
Sitzen verschlechtert	**Ammonium muriaticum D6-C30, LM18** **Bryonia D6-C30**

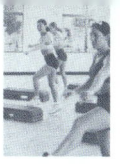

Autofahren, Sitzen im Auto verschlechtert	**Valeriana D8-C30** **Zincum valerianum D8-C30**
Ausstrahlender ziehender Schmerz über Oberschenkelrückseite in die Wade oder Fuß	**Colocynthis D8-C30, LM18** **Gnaphalium D6-C30, LM18** **Magnesium phosphoricum D6-C200, LM18** **Phytolacca D6-C30** **Rhus toxicodendron D6-C30**
Ausstrahlend in Vorderseite der Oberschenkel	**Berberis D4-C30, LM6** **Phytolacca D4-C200** **Rhododendron D4-C200**
Anziehen der Beine an den Leib bessert	**Colocynthis D12-C200, LM18**
Taubheit mit Schmerzen, ausstrahlend in die Beine	**Cocculus D6-C30, LM18** **Colocynthis D8-C200, LM18** **Gnaphalium D8-C200, LM18** **Nux vomica D6-C200** **Phytolacca D4-C200, LM18**
Lumbago (lokaler Kreuzschmerz)	**Arnica D6, LM18** **Cocculus D6, LM18** **Nux vomica D6-C200, LM18** **Rhus toxicodendron D4-D12, LM18** **Ruta D6, LM18**
Kreuzschmerz bei Verschleißerscheinungen	Siehe Kapitel „Verschleißerscheinungen und Degeneration", siehe unten

Verschleißerscheinungen und Degeneration

Auslöser für chronische Schmerzen sind oftmals degenerative Veränderungen, Abbau- und Verschleißerscheinungen an Wirbelkörpern, Bandscheiben sowie auch allen anderen Gelenken, an Knochen und Knorpelsubstanzen. Hierzu gehören alle Krankheitsbilder der Osteoporose, Osteochondrose, Spondylose, Sehnenverkalkungen und Mineralisationsstörungen im Bindegewebe usw. Für das knochenumschließende Bindegewebe sind **Ruta** und **Symphytum** die Basismittel.

Hervorragend zur Regeneration der Knochen- und Knorpelsubstanzen sowie des Bindegewebes eignen sich die Kalziumkomponenten wie **Calcium**

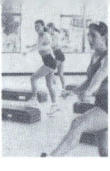

carbonicum, Calcium phosphoricum, Calcium fluoratum. Die homöopathisch aufbereiteten Kalziumkomponenten sind weniger als Ersatz für fehlende Kalziumminerale gedacht, als vielmehr zur Regulation des Mineralstoffwechsels und Regeneration der krankhaften Veränderungen sowohl bei Entmineralisierung als auch Kalkablagerungen an falscher Stelle.

Bei den degenerativen Wirbelsäulenveränderungen sollten die homöopathischen Kalziumkomponenten kurmäßig über einen mehrmonatigen Zeitraum eingenommen werden. Eine Wiederholung nach einigen Wochen Zwischenpause ist sinnvoll.

Ergänzend wirken **Acidum fluoratum** und **Silicea** als tief greifende Mittel bei ausgeprägten Verschleißerscheinungen und degenerativen Entzündungen der Wirbelsäule, wie überhaupt der Knochen und des Bindegewebes.

Bindegewebsschwäche. Aktivität trotz Schmerz. Tief sitzender Knochenschmerz, chronischer, jahrelang bestehender Tennisellenbogen. Klinisch angezeigt, bei Osteoporose und Mineralisationsstörungen der knöchernen Grundsubstanz sowie generalisierten Skelettveränderungen	**Acidum fluoratum D6, D12, LM18**
Allgemeine Regulation des Kalziumstoffwechsels im Knochen	**Calcium carbonicum D6-D12**
Zur Vermeidung von Knochenheilungsstörungen	**Calcium fluoratum D6-D12**
Knochenerneuerung und Vermeidung von Osteoporose	**Calcium phosphoricum D6-D12**
Wirkt vorzüglich heilend auf entzündete und gereizte Sehnen, Bänder und Knorpel sowie den Muskel- und Sehnenansatz an der Knochenhaut. Nach Überanstrengung, Verrenkung, Zerrung und Trauma. Bei Kalkablagerungen an den Sehnen und im Bindegewebe	**Ruta D4-C200, LM18**
Störungen des Knochenstoffwechsels und der Mineralsalze bei Demineralisation	**Silicea D6-D12**

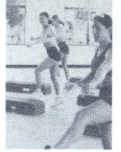

Knochenheilmittel, fördert die Regeneration der Knochensubstanz, Heilmittel für die entzündeten Bindegewebsstrukturen um den Knochen	**Symphytum D3-D6**

Siehe Kapitel „Schmerzzustände", Seite 38, „Rheuma und rheumatische Erkrankungen", Seite 66, „Knochenbrüche (Frakturen)", Seite 28, Rubrik Kallusbildung und Knochenregeneration.

Muskelkater

Muskelkater ist eine Muskelermüdung mit schmerzhaften Reaktionen in der Arbeitsmuskulatur durch Überanstrengung.

Vor sportlichen Wettkämpfen hat sich bewährt, diese Mittel vorsorglich einzunehmen. Durch die muskuläre Stoffwechselverbesserung kann bei prophylaktischer Anwendung eine Leistungsverbesserung erreicht werden.

Zerschlagenheitsgefühl, das Bett erscheint zu hart. Kreislauftonikum	**Arnica D4-D12**
Zur Entstauung von Venen und Lymphgefäßen	**Aesculus D3-D12**
Muskuläre Überlastung, Bewegung bessert	**Rhus toxicodendron D4-C30**
Schmerzhafte Sehnenansätze	**Ruta D6-D12**
Geringste Bewegung schmerzhaft	**Bryonia D6-D12**

Siehe auch Kapitel „Leistungssteigerung bei Erschöpfungszuständen und Muskelschwächen", Seite 146, „Überanstrengung, Übertraining des Körpers", Seite 81

Muskelkrämpfe

Bei körperlicher Überanstrengung oder ungenügender Fitness und auch bei Kochsalzverarmung durch viel Schwitzen kann es zu Muskelkrämpfen kommen. Es handelt sich um örtliche, schmerzhafte Muskelkontraktionen. Die

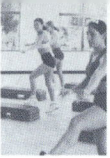

Sofortmaßnahmen zur Unterbrechung solcher Krämpfe bestehen in der Erzeugung einer *Gegenspannung,* das heißt einer sofortigen Gegendehnung der Muskulatur. Auch hat sich beim Wadenkrampf *kräftiges Stemmen des Fußes* gegen einen festen Gegenstand bewährt. Oftmals hilft die Einnahme der Mineralstoffe *Magnesium* und *Kalzium.*

Muskelkrämpfe in verschiedenen Muskelpartien, besonders in Waden und Füßen sowohl bei Überanstrengung, als auch grundlos, nachts im Bett	**Cuprum D6-D12, LM18** häufig angezeigtes Mittel
Krämpfe nach Überanstrengung	**Arnica D6-C30**
Wadenkrämpfe und Spannungsgefühl nach langem Sitzen oder Stehen, Kältegefühl in den Unterschenkeln. Zur Regulation des Kalziumstoffwechsels	**Calcium carbonicum D6-C200**
Krämpfe, Schwäche, schwere Beine, brennnende Schmerzen, Wärme bessert	**Arsenicum album D6-C30**
Nächtliche Wadenkrämpfe, die aus dem Bett treiben, Kaltbaden bessert, gereizte Stimmung	**Chamomilla D12-C30**
Muskelzittern, Schwächegefühl wie gelähmt, unterschwellige Wadenkrämpfe und mangelnde Muskelkoordination	**Gelsemium C30, LM18**
Schmerzen nach Überlastung von Sehnen, Bändern und Gelenken, man kann sich dabei nicht ruhig halten	**Rhus toxicodendron D6-C30, LM18**
Krampfartige Schmerzen in den Gelenken, besonders in den Knöchelpartien	**Strontium carbonicum D12**
Verkrampfungen der Muskeln mit ausstrahlenden Schmerzen. Wadenkrämpfe besonders bei Ischialgien. Wärme bessert	**Magnesium phosphoricum D6-C30, LM6**

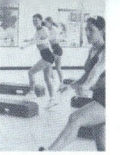

Muskelzucken (Restless legs)

Besonders unangenehm kann das so genannte Muskelzucken sein. Es äußert sich in plötzlichen ruckartigen Bewegungen in der Muskulatur. Weit verbreitet ist das nächtliche Muskelzucken in den Beinen (Restless legs), das mit wiederholten ruckartigen Zuckungen in Beinen und Armen erheblich den Schlaf stören kann.

Basismittel. Dauernd ruckartige Bewegungen, körperliche Unruhe, besonders nachts	**Zincum metallicum D6-D12**
Zucken und Krämpfe in den Beinen, Schwäche, brennende Schmerzen, nach Mitternacht schlechter	**Arsenicum album D6-D12**
Zucken, welches wie ein elektrischer Schlag im Augenblick des Einschlafens durch den Körper fährt, so dass man wach bleibt.	**Phosphorus D12, LM6-LM18**

Zusätzliche Maßnahmen

Man sollte auf eine mineralstoff- und kochsalzreiche Kost (Magnesium, Kalzium) mit viel Flüssigkeitszufuhr achten. Ersatzweise kann ein Mineralstoffdefizit mit Tabletten – in der Apotheke erhältlich – aufgefüllt werden.

Nackenschmerz, Nackensteifheit – Halswirbelsäulen-Syndrom, Schleudertrauma

Bei Nackensteifheit ist hier die schmerzhafte Verspannung der Hals- und Nackenmuskulatur mit teilweise zwanghafter Kopfschiefhaltung gemeint. Sie tritt häufig als Folge einer Erkältung, Verrenkung oder auch im Zusammenhang mit degenerativen Veränderungen der Wirbelsäule auf. Im Allgemeinen spricht man synonym von einem „Halswirbelsäulen-Syndrom". Ähnliche Beschwerden, Nackensteifheit und Schmerzen, entstehen durch ruckartige Überdehnung der Halsmuskulatur, zum Beispiel bei einem Schleudertrauma.

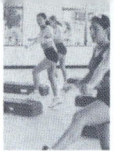

Akutbehandlung. Plötzliche schmerzhafte Verspannung, durch kalten Wind oder Kälte ausgelöst	**Aconitum D12-C200,** nachfolgend **Belladonna D12-C30**
Nach Durchnässung oder kaltem, feuchtem Wetter, Ruheschmerz	**Rhus toxicodendron D8-C200**
Verrenkung	**Arnica D4-D12**
Bewegungsschmerz	**Bryonia D4-C200, C1000, LM18**
Mit Kopfschmerz	**Gelsemium C30, LM18**
Krampfartiger Schmerz	**Cuprum metallicum D12-C30**
Schmerzhafte Nacken- und Schultersteifheit nach geistiger Überanstrengung	**Cocculus D4-D12**
Steifheit und zusammenziehender Schmerz vom Nacken zum Schultergürtel und Rücken ausstrahlend	**Cimicifuga D12-C30**
Rheumatische Nackensteifheit	**Ranunculus bulbosus D6-C30**
Steifer Nacken bei Wetterwechsel und stürmischem Wetter	**Rhododendron D6-C30**
Nackensteifheit mit stechenden Schmerzen bei geringster Bewegung in der Nackenmuskulatur	**Bryonia D4-C30**
Degeneration, Abbau- und Verschleißerscheinungen der Halswirbelsäule	Siehe Kapitel „Verschleißerscheinungen und Degeneration", Seite 61

Rheuma und rheumatische Erkrankungen

Möglichkeiten homöopathischer Therapie

Unter dem Überbegriff „Rheuma" werden in der Medizin eine Vielzahl von spezifischen Gelenk- und Muskelentzündungen verstanden und als *„Rheumatischer Formenkreis"* zusammengefasst. Die rheumatische Erkrankung ist in der wissenschaftlichen und klinischen Medizin ein sehr umfangreiches Ge-

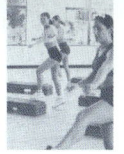

biet, welches umfassend abzuhandeln, den gesteckten Rahmen von Sport und Freizeit innerhalb dieses Buches weit überschreiten würde.

Dennoch ist es sinnvoll, für Sport und Freizeit auch homöopathisch jene rheumatischen Beschwerdebilder anzusprechen, mit denen der Freizeitsportler alltäglich in Berührung kommen kann. Hier sollen die erprobten und bewährten Möglichkeiten der Homöopathie bei Rheuma aufgezeigt werden.

Bei einer Reihe von rheumatischen Erkrankungen ist die Homöopathie geradezu ideal anwendbar, weil sich die sehr individuellen rheumatischen Krankheitsbeschwerden besonders gut mit dem Bild des homöopathischen Arzneimittels zur Deckung bringen lassen.

Zum Beispiel bieten die verschiedenen Verschlimmerungen von Schmerzzuständen, etwa durch Kälte oder Wärme, Ruhe oder Bewegung, Wetterlagen, Tag- und Nachtrhythmus gute Hinweise für die Auswahl des heilenden homöopathischen Arzneimittels. Trotz dieser Individualität der Homöopathie ist es in gewissem Umfang auch möglich, Homöopathie als Begleittherapie zusammen mit den schulmedizinischen und klinischen Methoden ergänzend einzusetzen. Jedoch bestehen unter laufender *Cortisontherapie* für die Homöopathie gewisse *Erfolgseinschränkungen*.

So vielschichtig wie sich die rheumatischen Erkrankungen in ihren Erscheinungsbildern und Modalitäten äußern, so zahlreich sind die homöopathischen Arzneimittel, die in der Rheumatherapie gebraucht werden.

Der rheumatische Muskelschmerz

Die Ursachen für den rheumatischen Muskelschmerz können vielschichtig sein. Teilweise sind sie noch unbekannt. Häufige Ursachen für den rheumatischen Muskelschmerz bilden Erkältungen, grippale Infekte, nicht ausgeheilte Entzündungen und Herdinfektionen.

Heute wissen wir, dass auch die so genannten *Herde* (chronisch entzündliche Mandeln, kranke Nasennebenhöhlen, tote Zähne), die ihre spezifisch krank machenden Stoffe im Körper streuen können, eine Überreaktion im Bindegewebe auslösen und unter anderem rheumatische Prozesse in Gang bringen können. Man spricht dann von einer Herdinfektion oder Fokalintoxikation.

Jeder anhaltende oder wiederkehrende rheumatische Muskel- oder Gelenkschmerz muss den Verdacht an eine Streuung durch Herde erwecken.

Siehe Kapitel „Herdgeschehen (Fokalintoxikation) – Störfelder", Seite 100, „Gelenkentzündung", Seite 54, „Kreuzschmerz", Seite 57.

Homöopathische Arzneimittel in alphabetischer Übersicht für die verschiedenen Beschwerden des Bewegungsapparates Gelenke – Muskel – Sehnen – Bänder

Aconitum D6-C200	Akute Entzündung oft nach Einwirkung von kaltem Wind; einschießender Schmerz. Erste-Hilfe-Schmerzmittel
Aesculus D6-D30, LM6-LM18	Chronische Kreuzschmerzen mit Steifheit, in die Hüftgelenke ausstrahlend, Entzündung mit Schmerzen der Kreuzbeingelenke, Schwächegefühl mit Lahmheit im gesamten Wirbelsäulenbereich, oft verbunden mit Hämorrhoiden und Venenstauung
Apis D8-C200, LM6-LM18	Heiße, rot geschwollene entzündete Muskel- und Gelenkpartien, die aussehen wie nach einem Bienenstich. Stechende brennende Schmerzen im Gelenk bei geringer Bewegung, berührungsempfindlich, Wärmeanwendung unerträglich, kalte Umschläge bessern
Arnica D4-C200, LM6-LM18	Altbewährtes, erprobtes „Hausmittel" bei Muskel- und Gelenkentzündungen nach Überanstrengung und Verrenkung, Quetschungsschmerz. Anwendung auch äußerlich in Salben und Tinkturen
Arsenicum album D8-C200, LM6-LM18	Brennende Muskel- und Gelenkschmerzen, die, obwohl brennend, durch Wärme besser werden. Verschlimmerung oft nach Mitternacht
Berberis vulgaris D3-C30, LM6-LM18	Rheumatische Entzündungen in allen Gliedern, in Armen, Händen, Beinen und im Rücken mit dem Gefühl der Steifheit. Bewegung und Erschütterung verschlimmern. Schmerzen unter den Fingernägeln. Wandernde, ausstrahlende Schmerzen, z. B. von der Nierengegend in den Unterleib zur Leiste. Wirksam auch bei Nieren- und Blasenbeschwerden
Bryonia D4-C200, LM6-LM18	Eines der besten Mittel für die serösen Häute wie Rippenfell, Bauchfell; ebenso bei Rheuma, wenn Gelenkkapsel und Schleimbeutel der Gelenke mitentzündet sind. Es bestehen oft angeschwollene Gelenke mit stechenden Schmerzen, die sich bei der geringsten *Bewegung verschlimmern*. Verlangen nach kalten Getränken
Calcium carbonicum D6-C200	Konstitutionsmittel, Störungen des Bindegewebestoffwechsels, durch Störungen der Mineralisation bedingte ra-

	chitische Knochenveränderungen, mangelhafte Kalzium-verwertung, Gelenkentzündungen, Neigung zu Erkältungen, leichte Ermüdbarkeit, Schweißneigung
Chamomilla D6-C200	Wenn sich die Schmerzen und die gereizte Stimmung ins *Unerträgliche* steigern und den Schlaf rauben. Sie treiben den Kranken aus dem Bett und zwingen ihn zum Hin- und Hergehen. Verschlimmerung durch Wärme, Besserung durch Kälte und menschliche Fürsorge
Colchicum D6-C30, LM6-LM18	Gichtzehe, rheumatische Gelenkschmerzen, Ekel und Übelkeit beim Geruch oder Anblick von Speisen sind Hauptsymptome von Colchicum. Rheumatische Schmerzen und Entzündungen der Gelenke und der Muskeln, besonders wenn diese im Herbst und bei nasskaltem Wetter auftreten. Schwellung der Gelenke, reißende Schmerzen, *gleichzeitig außergewöhnliche* Schwäche und Lahmheit der Muskeln. Bewegung verschlimmert.
Urtinktur, D1, D2 bei akuter Gichtzehe	In tiefer Potenz, D1, D2 oder Urtinktur, wirkt Colchicum auch prompt bei der akuten schmerzhaften Gichtzehe, einer Entzündung im Großzehengelenk, ausgelöst durch Harnsäureablagerungen. Bei der *akuten Gichtzehe* nimmt man das Mittel jedoch 5 bis 6 Mal 10 Tropfen am ersten und zweiten Tag, dann 3 mal 10 Tropfen. Wenn Durchfall als Nebenwirkung auftritt, muss die Dosis angepasst werden.
Colocynthis D6-C200, LM6-LM18	Colocynthis hilft bei krampfartigen, heftig einschießenden Schmerzen, besonders an Nerven *(Neuralgien)*, Muskeln, Sehnen und Gelenken. Bewährtes Mittel bei in die Beine ausstrahlendem Hüftschmerz und Ischiasschmerz. Bewährt auch bei Bauchkoliken jeder Ursache (Unterleib, Magen, Darm). Wichtiges Symptom: Der Patient muss sich im Schmerzanfall zusammenkrümmen oder die Beine an den Körper ziehen.
Dulcamara D3-C200, LM18	Rheumatische Beschwerden bei *Kälte* und *Nässe*, die bei jedem Schlechtwetter oder nach Stehen oder Sitzen auf kaltem feuchtem Boden auftreten
Eupatorium perfoliatum D4-C200	Gliederschmerzen mit dem Gefühl von *Wundheit* und Zerschlagenheit an allen Gliedern (Rücken, Armen, Beinen und Gelenken). Das Mittel schafft auch sofortige Erleichterung bei den Glieder- und Muskelschmerzen, die vornehmlich im Zusammenhang mit Erkältungskrankheiten, Virusgrippe oder Fieber auftreten.

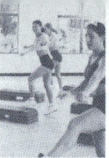

Gnaphalium D4-C30	Neuralgische, rheumatische Schmerzen mit Taubheitsgefühl, vorwiegend in den Beinen entlang dem Ischiasnerv. Gichtische Schmerzen in den Knöcheln und Zehen
Guajacum D34-C200, LM6-LM18	Eigenartigerweise *bessern* sich manche Muskel- und Rheumaschmerzen *durch Kälte* und *kalte Auflagen*. Warme Anwendungen sind unangenehm. Außerdem besteht eine große Steifheit in den betroffenen Muskelpartien. Bei Besserung durch kalte Anwendungen kann auch **Ledum** passend sein.
Harpagophythum procumbens, D2-D12 auch seltene Einzelgaben **D30-C200**	Ein wichtiges Mittel bei allen entzündlichen und degenerativen rheumatischen Erkrankungen, der rheumatischen Arthritis und Arthrose, dem Muskelrheuma, Bandscheibenleiden und anderen Wirbelsäulenerkrankungen. Lange bestehende, hartnäckige Gelenkleiden, wenn andere Mittel keine Heilung bringen. Bewährt hat sich die *intravenöse Verabreichung* beginnend mit **D12**
Kalmia D4-D30, LM6-LM18	Erprobtes Rheumamittel! Bei rheumatischen Erkrankungen von Gelenken, Muskeln und Nervenbahnen *(Neuralgien)*. Auffällig: Neuralgische Schmerzen, die in die betroffenen Körperteile (Beine, Arme, Rücken, Brustkorb, Gesicht usw.) blitzartig einschießen und rasch hin- und herwandern. Wertvoll bei rheumatischen Herzerkrankungen. Zusammen mit Phytolacca bei Herdgeschehen bewährt
Ledum D6-C200, LM18	Rheumatische Schmerzen von den Füßen nach oben steigend. Gicht, Bettwärme und Bewegung verschlimmern, Kälte und kaltes Fußbad lindert.
Magnesium phosphoricum D8-C200	Neuralgische, teils krampfartige, schneidende Schmerzen, Ischiasschmerz, Wärme bessert
Mandragora D4-D12, LM6-LM18	Heilmittel, dort, wo vielseitige körperliche und psychische Reizzustände bestehen, die häufig mit rheumatischen Glieder-, Muskel- und Gelenkschmerzen sowie Ischialgien verbunden sind.
Mercurius solubilis D12-C200, LM6-LM18	Muskelschmerz, der bei jedem Umdrehen *nachts im Bett* aufwachen lässt und schließlich aus dem Bett treibt. Bettwärme verschlimmert. Nachts heftiges Schwitzen
Nux vomica D4-C200, LM6-LM18	Rheumatischer, oft krampfartiger Kreuz-, Gelenk- und Gliederschmerz, morgens schlimmer, große Reizbarkeit, Verlangen nach Genussmitteln

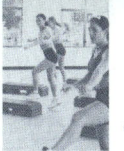

Phosphorus **D8-D12**	Schmerz zwischen den Schulterblättern und entlang der Wirbelsäulenmuskulatur, körperliche Belastung verschlimmert, plötzliches Versagen der Glieder, Taubheitsgefühl an Händen und Beinen, Wetterfühligkeit
Phytolacca D6-D12, **LM6-LM18**	Rheuma, vor allem das wiederkehrende *Muskelreißen*, schmerzhafte Muskelansätze, oftmals die verschiedenen Körperpartien wechselnd. Bewegung verschlimmert. Passt gut als Nachfolgemittel von Rhus toxicodendron und Bryonia, wenn diese keinen ausreichenden Erfolg zeigen. Wirkt auf entzündetes Bindegewebe, ebenso bei chronischer Mandelentzündung oder wiederkehrendem Halsschmerz. Auch bei Verdacht auf ein *Herdgeschehen* zusammen mit **Kalmia**
Pulsatilla D4-C200 **LM6-LM18**	Neuralgische, rheumatische Schmerzen, ähnlich wie bei Phytolacca, von einer Muskelpartie zur anderen wechselnd, nachts schlimmer, der Patient fühlt sich an der *frischen Luft besser*, obwohl er fröstelt, Hitze verschlimmert. Häufig besteht eine weinerliche, unzufriedene Stimmung bei der Erkrankung.
Ranunculus **bulbosus** **D3-C30,** **LM6-LM18**	Dieses Mittel, meist in tiefen bis mittleren Potenzen angezeigt, hilft bei den rheuma-ähnlichen Schmerzen in allen Körperpartien, jedoch besonders im Brustkorb und Brustwirbelbereich, wenn die Schmerzen sich bei Bewegung und Berührung, auch beim tiefen Atmen verschlimmern.
Rhododendron **D3-D12**	Rheumatische Schmerzen in allen Gliedern, die vornehmlich *vor Gewitter und Sturm* besonders im Sommer auftreten. Schmerzhafte Muskelansätze
Rhus toxicodendron **D6-C200** **LM6-LM18**	*Verschlimmerung* der rheumatischen Erkrankung bei Kälte oder bei feuchtkaltem Wetter. Wärme- oder *Wärmeanwendungen bessern*. Heftiger *Schmerz in Ruhestellung*. Der Betroffene hat ständig den Drang, seine Körperposition zu ändern, um eine Erleichterung zu erfahren. Rhus toxicodendron ist ein Hauptmittel bei Entzündungen oder Verletzungen von Sehnen, Bändern, Muskeln und Gelenken.
Ruta **D4-C200,** **LM18**	Dieses Mittel wirkt vorzüglich heilend auf entzündete Sehnen, Bänder und Knorpel sowie den Muskel- und Sehnenansatz an der Knochenhaut. Nach Überanstrengung, nach Verrenkung, nach Zerrung und Trauma. Bei Kalkablagerungen an den Sehnen und im Bindegewebe

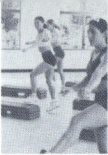

Silicea D6-C200, LM6-LM18	Chronischer Rheumatismus, schlimmer durch Kälte und nachts, schwache Wirbelsäule und Gelenke, Ischias, Schädigungen durch Impfung, zartgliedrige Personen
Strontium carbonicum D6-C30, LM6-LM18	Rheumatische Schmerzen, Knöchelschwellung, Verrenkungsgefühl, Ischialgie
Symphytum D3-D12, LM6-LM18	Schmerzen an den wenig gepolsterten Knochenvorsprüngen (Knochenhaut, Gelenkknochen), sowohl bei Verletzungen als auch bei Rheuma. Verzögerte Kallusbildung bei Knochenbrüchen. Regenerationsmittel bei Schäden an Knochen und Gelenkknorpel
Thuja D4-C200, LM6-LM18	Bei rheumatischen Muskelschmerzen, verursacht durch Aufenthalt in *feuchten, kalten* Wohnungen oder an entsprechenden Arbeitsplätzen. Bei Schädigungen durch Impfungen zusammen mit **Silicea**
Tuberculinum-Koch C200	Bei allen rheumatischen Beschwerden sollte Tuberculinum *als Zwischenmittel* gegeben werden. Es bringt oftmals entscheidende Fortschritte besonders dann, wenn gut gewählte Medikamente keine Besserung bringen. Die Tuberculinum-Nosode gehört zu den *Konstitutionsmitteln* und soll bei chronischen Erkrankungen in der **C200** in größeren Zeitabständen, in der Regel nicht unter 4 bis 6 Wochen, wiederholt werden.

Die Konstitutionsmittel in der homöopathischen Rheumatherapie

Bei allen chronischen, über Jahre wiederkehrenden rheumatischen Erkrankungen und Muskelschmerzen denke man an die Konstitutionsmittel. Diese können in *hohen Potenzen* dazwischengegeben werden:

- Calcium carbonicum
- Phosphorus
- Silicea
- Tuberculinum-Koch

(Siehe Kapitel „Leistungssteigerung bei Schwächen der Konstitution und der körperlichen Veranlagung", Seite 169)

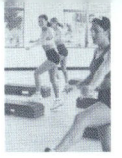

Schleimbeutelentzündung (Bursitis)

Der Schleimbeutel hat für das Gelenk eine wichtige Funktion. Stumpfe Traumen in Gelenknähe wie Prellung, Schlag, wiederholter oder fortdauernder Reiz können zu einer Entzündung des Schleimbeutels führen. Am betroffenen Gelenk zeigt sich das Bild einer akuten Schwellung sowie schmerzhafter Bewegungseinschränkung, Berührungsempfindlichkeit, Rötung mit oder ohne Sekretansammlung als Schleimbeutelerguss.

Bei nicht konsequent und nachlässig behandelten Bursitiden können als Folge Kalkkristalleinlagerungen auftreten, die ihrerseits wieder erneut Anlass für spätere Entzündungen geben.

Akute Schleimbeutelentzündung, sehr schmerzhaft, eventuell mit Fieber, zuerst	**Aconitum D4-C200**
Der ersten, akuten Entzündung nachfolgend	**Belladonna D4-D12**
Schleimbeutelerguss (Wasseransammlung), stechende Schmerzen, bei Bewegung des Gelenkes schlimmer, bei Ruhigstellung besser	**Bryonia D4-C200, LM18**
Entzündung als Folge einer Verletzung, z.B. Schlag, Stoß, Sturz, Prellung, Hauptmittel	**Arnica D6-D12, LM18** **Ruta D6-D12**
Chronische, wiederkehrende Schleimbeutelerkrankungen oder alte, nicht heilende Schleimbeutelentzündung	**Silicea D6-D12** **Sticta pulmonaria D6-D12**

Sehnenscheidenentzündung (Tendovaginitis)

Siehe Kapitel „Tendinosen: Sehnenentzündung, Sehnenscheidenentzündung, Sehnenansatzreizung", Seite 74

Steißbeinschmerz (Kokzygodynie)

Häufig bleiben nach einem Sturz auf das Steißbein noch lange Zeit Schmerzen zurück, obwohl die Verletzung abgeheilt ist. Es gibt aber auch Fälle von

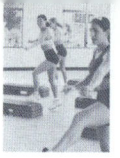
Steißbeinschmerz, die in der Vorgeschichte keine Verletzung hatten. Mit der homöopathischen Behandlung bestehen gute Aussichten, den quälenden und lästigen Restschmerz zu beseitigen.

Nach Verletzung, Sturz usw. (siehe auch Kapitel „Verletzungen und Verletzungsfolgen" ab Seite 19)	**Arnica D6-D12** **Calendula D3-D12** **Ruta D4-D12**
Fortbestehender Steißbeinschmerz, auch ohne Verletzungsursache	**Hypericum D4-D12** **Castor equi D3-D12**
Chronischer, wiederkehrender Schmerz	**Rhus toxicodendron D12, LM18**

Tendinosen: Sehnenentzündung, Sehnenscheidenentzündung, Sehnenansatzreizung

Ursachen und Zusammenhänge

Unter dem Begriff „Tendinosen" lassen sich eine Reihe von Überlastungsschäden zusammenfassen, die sich an den Sehnen als schmerzhafte Entzündungen und Überreizungen äußern. Überlastungsschäden treten durch wiederholte gleichförmige und überanstrengende Bewegungen auf. Dabei kommt es an der Überlastungsstelle der Sehne (Sehnenscheide, Sehnenansatz) zu einer entzündlichen Infiltration mit Aufquellung des Sehnengewebes. Durch diese Entzündung bildet sich eine starke Berührungsempfindlichkeit und schmerzhafte Bewegungshemmung aus.

Ursachen sind oftmals (einseitige) Fehlbelastungen, ungeübte Tätigkeiten und mangelndes Training, wobei gleichzeitig die individuelle Belastbarkeitsgrenze überschritten wird.

Je nach Lokalisation und Ausdehnung des entzündeten Sehnenteils können Tendinosen unterschieden werden:

- Bei der **Sehnenscheidenentzündung** (Tendovaginitis) ist die Sehne einschließlich der umfassenden Sehnenscheide entzündet.
- Bei der **Sehnenansatzentzündung** (Insertionstendinopathie) besteht eine entzündliche Reizung an der Stelle, wo die Sehne am Knochen und der Knochenhaut ansetzt.
- Bei der **Sehnenschleimbeutelentzündung** (Tendobursitis) ist die Sehnenentzündung mit dem umgebenen Schleimbeutel vergesellschaftet.

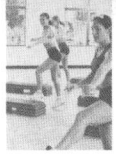

- Bei der **Sehnenmuskelentzündung** (Tendomyositis) tritt die Entzündung am Einstrahlungsgebiet der Sehne in den Muskel auf.

Sehnenentzündungen dieser Art können an verschiedenen Stellen, an denen Sehnen und Muskeln überbeansprucht werden, auftreten. Das ist von der ausgeübten Sportart abhängig. So kommt der Tennisarm bei *Tennisspielern* lokal vornehmlich am Ellenbogen vor. *Fechten* lässt Tendinosen häufig am Hand- und Kniegelenk sowie am belasteten Fuß entstehen. Bei *Radfahrern* findet man Tendinosen am Fußgelenk, bei *Gewichthebern* am Schultergürtel. *Sprinter* und *Fußballer* ziehen sich oft Reizungen an der Achillessehne zu, die *Ruderer* leiden an den Sehnenansätzen der Wirbelsäule.

Aber auch bei Nichtsportlern treten Sehnenreizungen und Sehnenentzündungen durch gleichförmige überanstrengende Bewegungen auf. So zum Beispiel bei Sekretärinnen durch Schreibmaschinenschreiben, bei Hobbygärtnern durch Umgang mit der Hacke oder bei Klavierspielern an den Handgelenken und Fingern.

Wie schon erwähnt, sind ursächlich meist einseitige Fehlbelastungen und wiederholte Überlastungen auslösend für die Tendinosen. Dies dürfte jedoch nicht immer und bei allen Tendinosen zutreffen, wie behandlungsresistente Fälle in der Praxis zeigen.

Eigenartigerweise treten auch Tendinosen dort auf, wo keine mechanische Überbelastung erfolgte. So kommt der Tennisellenbogen beispielsweise auch am *linken Arm* vor, obwohl der Tennisschläger rechtshändig benutzt wird. Dies hat in der Praxis zu dem Verdacht geführt, dass auch Herdgeschehen und toxische Reize, die von toten Zähnen, kranken Nasennebenhöhlen oder beherdeten Tonsillen ausgehen, als Ursache infrage kommen. Degenerative Veränderungen der Wirbelsäule im Hals-, Brust- oder Lendenbereich können ebenfalls hintergründig solche Tendinosen begünstigen, wobei die unmittelbaren Zusammenhänge auf den ersten Blick zunächst nicht erkennbar sind.

So kann sich hinter einem Tennisellenbogen auch einmal ein Halswirbelsäulenschaden oder hinter einer einseitigen Achillessehnenentzündung ein latentes Wurzelreizsyndrom des Ischiasnerves verbergen, ausgelöst durch einen Schaden an der Lendenwirbelsäule.

In unklaren Fällen sollte deshalb nach versteckten Herderkrankungen oder Wirbelsäulenschäden gesucht und, wo erkennbar, eine homöopathische Behandlung und Sanierung dieser Störfelder durchgeführt werden.

Die allgemein übliche Behandlung der Tendinosen besteht in der Schonung der befallenen Körperregion. Wegen der großen Schmerzhaftigkeit so-

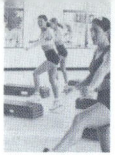
wohl bei Bewegung als auch bei Berührung sollte die betroffene Stelle für die Zeit des akuten Zustandes ruhig gestellt werden.

In der homöopathischen Praxis ist es zweckmäßig, bei der Behandlung der Tendinosen (Sehnenreizungen, Sehnenscheidenentzündung) vorrangig die Ursache und dann die Art und Weise der Beschwerden zu berücksichtigen.

◆ Hinweis:

In der nachfolgenden Tabelle sind mehrere Arzneimittel mit den Hauptsymptomen aufgeführt. Die Charakteristika der jeweiligen Arzneimittel werden im Kapitel „Rheuma und rheumatische Erkrankungen", Seite 66, aber auch in den zusätzlich angegebenen Kapiteln beschrieben, so dass aufgrund dessen das passende Mittel für die Beschwerden bei Tendinosen herausgefunden werden kann.

Ursache der Beschwerden

Ursache	Arzneimittel
Überanstrengung (siehe Kapitel „Rheuma und rheumatische Erkrankungen", Seite 66)	**Arnica D4-D12** **Rhus toxicodendron D4-D12** **Ruta D3-D12** **Symphytum D3-D12**
Verletzungen von Muskeln und Sehnen (siehe Kapitel „Bänderverletzung", Seite 20, „Prellungen", Seite 36)	**Arnica D4-D12** **Calendula D3-D12** **Ruta D3-D12**
Knochenprellung (siehe Kapitel „Prellungen", Seite 36)	**Calendula D3-D12** **Hypericum D4-D12** **Ledum D4-C200** **Symphytum D2-D12**
Abbau- und Verschleißerscheinungen (siehe Kapitel „Verschleißerscheinungen und Degeneration", Seite 61)	**Acidum fluoratum D8-D12, LM18** **Calcium fluoratum D6-C200** **Calcium phosphoricum D6-C200** **Silicea D6-D12** **Symphytum D4-D12**
Kälteeinwirkung und Unterkühlung (siehe Kapitel „Rheuma und rheumatische Erkrankungen", Seite 66)	**Aconitum D8-D12** **Dulcamara D4-D12** **Rhododendron D6-D12** **Rhus toxicodendron D4-C200** **Thuja D4-C200**

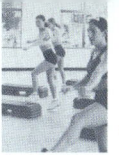

Herdgeschehen (siehe Kapitel „Herd-geschehen", Seite 100)	Herdbeseitigung – sonst **Phytolacca D4-D12** **Silicea D4-D12**
Kalkeinlagerungen im Bereich der Seh-nenentzündung, bereits im Röntgen-bild sichtbar (siehe Kapitel „Kreuz-schmerz", Seite 57)	**Acidum fluoratum D8-D12, LM18** **Calcium carbonicum D4-C200** **Calcium fluoratum D6-C200** **Ruta D4-D12**

Art und Auftreten der Beschwerden

Plötzlich beginnende Sehnenent-zündung	**Aconitum D6-C200** **Apis D6-C200** **Bryonia D6-C200**
Sehne rot, heiß, geschwollen	**Apis D6-C200** **Bryonia D4-C200** **Colchicum D8-C200**
Druckempfindlichkeit der Sehnenpartie	**Apis D6-C200** **Ledum D4-C200** **Arnica D4-C200**
Sehr schmerzhaft	**Chamomilla D6-C200** **Bryonia D4-C200** **Aconitum D4-C200**
Bewegung verschlimmert	**Bryonia D6-C200** **Ranunculus bulbosus D6-C200** **Colchicum D8-C200** **Phytolacca D4-C200**
Bewegung bessert	**Rhus toxicodendron D6-C200** **Rhododendron D6-C200** **Ruta D6-C200**
Kalte Anwendungen bessern	**Ledum D6-C200** **Guajacum D6-C200** **Bryonia D4-C200** **Apis D6-C200**

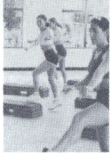

Kalte Anwendungen verschlechtern	**Ranunculus bulbosus D4-C200** **Rhus toxicodendron D4-C200** **Ruta D6-D12**
Warme Anwendungen bessern	**Arsenicum album D6-C200** **Rhus toxicodendron D4-C200**
Gefühl, die Sehne sei zu kurz	**Ruta D-D12** **Phytolacca D6-C200**
Gefühl wie verrenkt, bei Tendinosen	**Strontium carbonicum D6-D12** **Rhus toxicodendron D6-D200**
Chronisch immer wiederkehrende rheumatische Entzündungen	**Acidum formicicum D4-D12** intravenös oder subcutan als Injektion

Zusätzliche Maßnahmen

Als zusätzliche Maßnahme zur Heilung von Tendinosen können verschiedene Umschläge oder Salbenverbände unterstützend lokal angewendet werden, die Extrakte aus Heilpflanzen wie *Arnica, Ringelblume, Beinwell* und *Johanniskrautöl* enthalten. Bei Umschlägen genügen auch oftmals einfache *Wasser-Alkoholwickel* mit 10 % Alkoholgehalt.

Tennisellenbogen (Epicondylitis)

Der Tennisellenbogen ist nicht nur eine häufige Krankheitserscheinung bei Tennisspielern, sondern tritt generell bei wiederholten gleichförmigen Überanstrengungen der Armmuskulatur, aber auch verkrampften Körperhaltungen auf. Der Begriff „Tennisellenbogen" hat sich im Volksmund bestens eingebürgert, obwohl Tennisspielen nicht immer die Ursache ist und er genauso häufig bei anderen Hobbysportarten aufgrund einer Überbelastung eintritt. Die Epicondylitis gibt es häufig bei Personen, die keinen Sport betreiben, aber aufgrund monotoner wiederholter Bewegungen und Überanstrengungen den Unterarm und die Hand überlasten, wie etwa beim Handarbeiten und Stricken, Schreibmaschinenschreiben. Zusätzlich beeinflussen und begünstigen Herde und Störfelder die Entstehung der Epicondylitis, zum Beispiel tote Zähne und chronische Nasennebenhöhlenentzündungen. Außerdem zeigt die Erfahrung, dass vor allem bei Halswirbelsäulenschäden und Fehlhaltungen die Krankheit gehäuft auftritt.

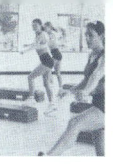

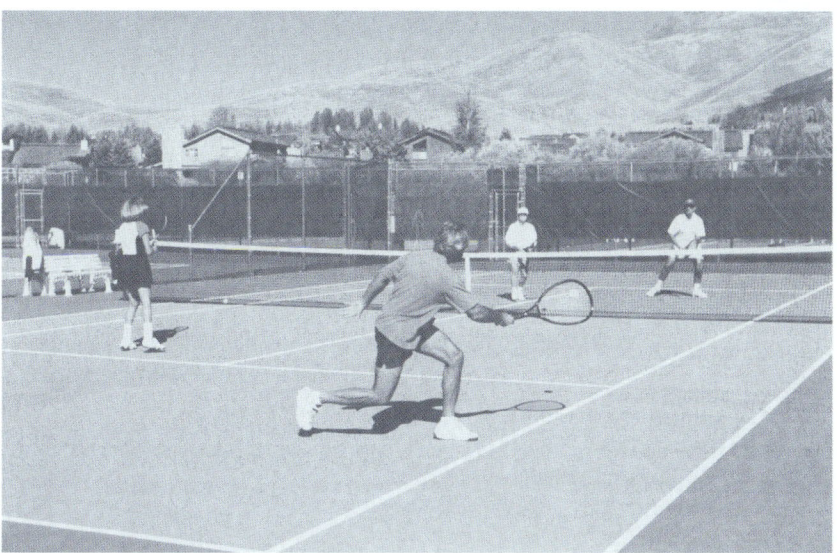

Die Epicondylitis tritt nicht nur bei Tennisspielern auf.

Hauptbeschwerde beim Tennisellenbogen ist der Bewegungsschmerz, der sich am äußeren Ellenbogen sowie am inneren Ellenbogen beim Bewegen des Unterarmes zeigt. Beim Zugreifen und Heben mit der Hand lokalisiert sich der Schmerz meist entlang der Muskulatur bis zur Handwurzel. Zugleich ist der äußere oder innere Knochenvorsprung des Ellenbogens (Epicondylus) auf Druck äußerst empfindlich.

Der Tennisellenbogen gehört zu den Sehnenansatzreizungen (Tendinosen) mit entzündlicher Reaktion an der Insertionsstelle, das heißt dort, wo die Sehne an Knochenhaut und Knochen angewachsen ist.

Die konventionelle Behandlung sieht neben Kompressions- und entlastenden Stützverbänden sowie verschiedenen entzündungshemmenden Salben vor allem eine Ruhigstellung des Armes für einige Wochen vor.

Homöopathische Behandlung

Aus naturheilkundlich klinischer Sicht sollte neben der lokalen Behandlung des Ellenbogens und der Sehnenansatzregion stets die **Halswirbelsäule** in die Behandlungsmaßnahmen **einbezogen** werden, um eine dauerhafte Heilung zu erreichen. Dies ist aufgrund des funktionellen Zusammenhangs mit der

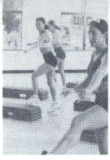

Halbwirbelsäule erforderlich. Bei behandlungsresistenten Fällen muss auch an Herde und Störfelder als Erkrankungsursache gedacht werden.

Gerade bei diesem Krankheitsbild gelten Homöopathika als eine Universalmethode, weil man damit stets alle Ursachen und Modalitäten berücksichtigen und einschließen kann.

Einflussnahme durch Verschleißerscheinungen der Halswirbelsäule

Es empfiehlt sich, grundsätzlich bei der Behandlung des Tennisellenbogens Abnutzungserscheinungen der oberen Wirbelsäule (Osteoporose, Osteochondrose) sowie Bindegewebs- und Konstitutionsschwächen zu berücksichtigen.

Basismittel bei Sehnenansatzreizung, ob am Ellenbogen, Achillessehne oder Wirbelsäule, usw.	**Ruta D6, D12, LM18**
Überanstrengung oder Verletzung als Ursache, Quetschungsgefühl, sehr druck- und berührungsschmerzhaft	**Arnica D4, C200, LM18**
Nach Überlastung oder Einwirkung von Kälte und Nässe, Schmerzhaftigkeit auch in Ruhe, Bewegung bessert, lokales Taubheitsgefühl, Schmerz entlang der Armmuskulatur, Kälte verschlimmert, vorrangiges Muskel- und Sehnenmittel	**Rhus toxicodendron D4, C200, LM18**
Heftige, stechende, reißende Schmerzen bei geringster Bewegung, die bei Ruhigstellung nachlassen. Linderung durch konstanten Druck	**Bryonia D4-C200, LM18**
Degenerative Veränderungen und Abnutzungserscheinungen der (Hals-) Wirbelsäule beim Tennisellenbogen	**Calcium fluoratum D4-C200, LM18**
Bindegewebsschwäche. Aktivität trotz Schmerz. Tief sitzender Knochenschmerz, chronischer, jahrelang bestehender Tennisellenbogen. Klinisch angezeigt, bei Osteoporose und Mineralisationsstörungen der knöchernen Grund-	**Acidum fluoratum D6, D12, LM18**

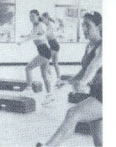

substanz sowie generalisierten Skelett-veränderungen	
Punktueller Schmerz an wenig ge-polsterten Kochenvorsprüngen, an Knochenhaut und Sehnenansatz	**Symphytum D2-D12**

Gegebenenfalls sollten Sie noch folgende Kapitel berücksichtigen:

Siehe Kapitel „Bindegewebsschwäche", Seite 87, „Kreuzschmerz", Seite 57, „Verschleißerscheinungen und Degeneration", Seite 61, „Nackenschmerz – Halswirbelsäulensyndrom", Seite 65, „Tendinosen", Seite 74, „Überanstrengung, Übertraining des Körpers", siehe unten

Überanstrengung, Übertraining des Körpers

Grundsätzlich sollte man ökonomisch und nach seinen Kräften angemessen trainieren. Zur Erbringung einer Leistung in Sport und Freizeit kommt es zeitweilig jedoch zu Überanstrengung und Übertraining. Neben Erschöpfung sind die Beschwerden häufig Spannungs- und Schwellungsgefühl sowie feines Vibrieren der Muskulatur mit Schwächezuständen.

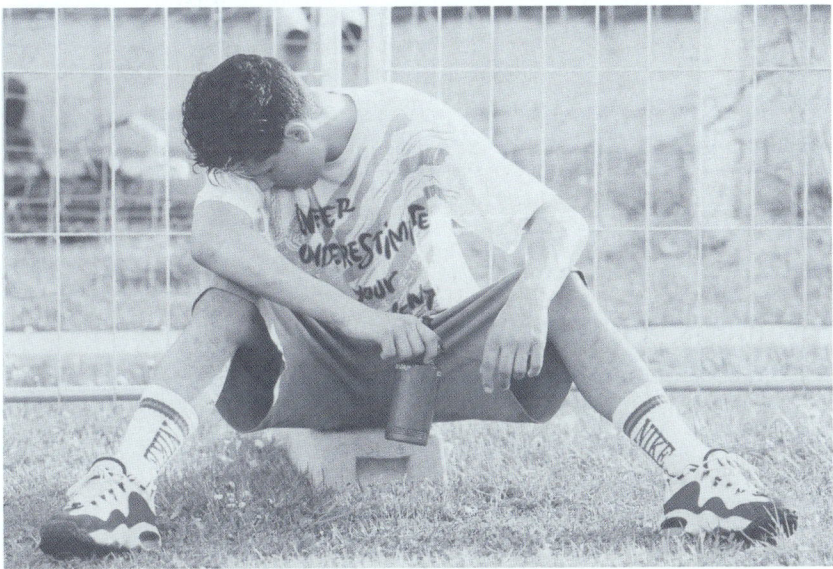

Erschöpft und überanstrengt

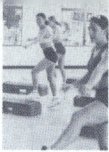

Basistherapie für alle Überanstrengungen, Übertraining, Überheben (Beschreibung der Arzneien siehe Kapitel „Rheuma und rheumatische Erkrankungen", Seite 66)	**Rhus toxicodendron LM18** **Arnica D6, D12** **Aesculus D3, D6** **Ruta D6** **Calcium carbonicum D12, C200**
Kreislaufüberanstrengung (siehe Kapitel „Leistungssteigerung bei Herz- und Kreislaufschwächen", Seite 153)	**Arnica D4, D12** **Veratrum album D6** **Crataegus Urtinktur**
Kollapsgefahr nach Überanstrengung, Angstgefühle (siehe Kapitel „Erste Hilfe", Seite 184)	**Veratrum album D6, LM18** **Arsenicum album D6, LM18** **Cactus grandiflorus D3-D12**
Muskelkrämpfe, Wadenkrämpfe nach Überanstrengung (siehe Kapitel „Muskelkrämpfe", Seite 63)	**Cuprum metallicum D12** **Calcium carbonicum D12, LM18** **Strontium carbonicum D12**
Muskelzittern nach Überanstrengung, innerliches Zittern (siehe Kapitel „Muskelkrämpfe", Seite 63)	**Aconitum D4-D12** **Gelsemium D4, LM18** **Lachesis LM18**
Venenstauung an Beinen oder Armen nach Überanstrengung, Spannungsgefühl (siehe Kapitel „Schwellungen und Ödeme, Lymph- und Venenstauungen", Seite 40)	**Aesculus D2, D4, D12** **Arnica D6, D12** **Millefolium D4**
Kopfschmerz nach Überanstrengung	**Calcium carbonicum D12, C200**

❶ Therapiehinweis:

Für eine schnelle körperliche Erholung nach einer anstrengenden Arbeit oder nach einem Wettkampf ist es sinnvoll, diese Mittel bereits vorsorglich, also vor der körperlichen Belastung in den angegebenen *tiefen Potenzen*, einzunehmen.

Ergänzend sind die nachfolgenden Kapitel für die Mittelwahl hilfreich:

- „Tennisellenbogen (Epikondylitis)", Seite 78
- „Leistungssteigerung bei Herz- und Kreislaufschwächen", Seite 153
- „Muskelkater", Seite 63
- „Muskelkrämpfe", Seite 63
- „Leistungssteigerung bei Erschöpfungszuständen und Muskelschwächen", Seite 146
- „Tendinosen: Sehnenentzündung, Sehnenscheidenentzündung, Sehnenansatzreizung", Seite 74

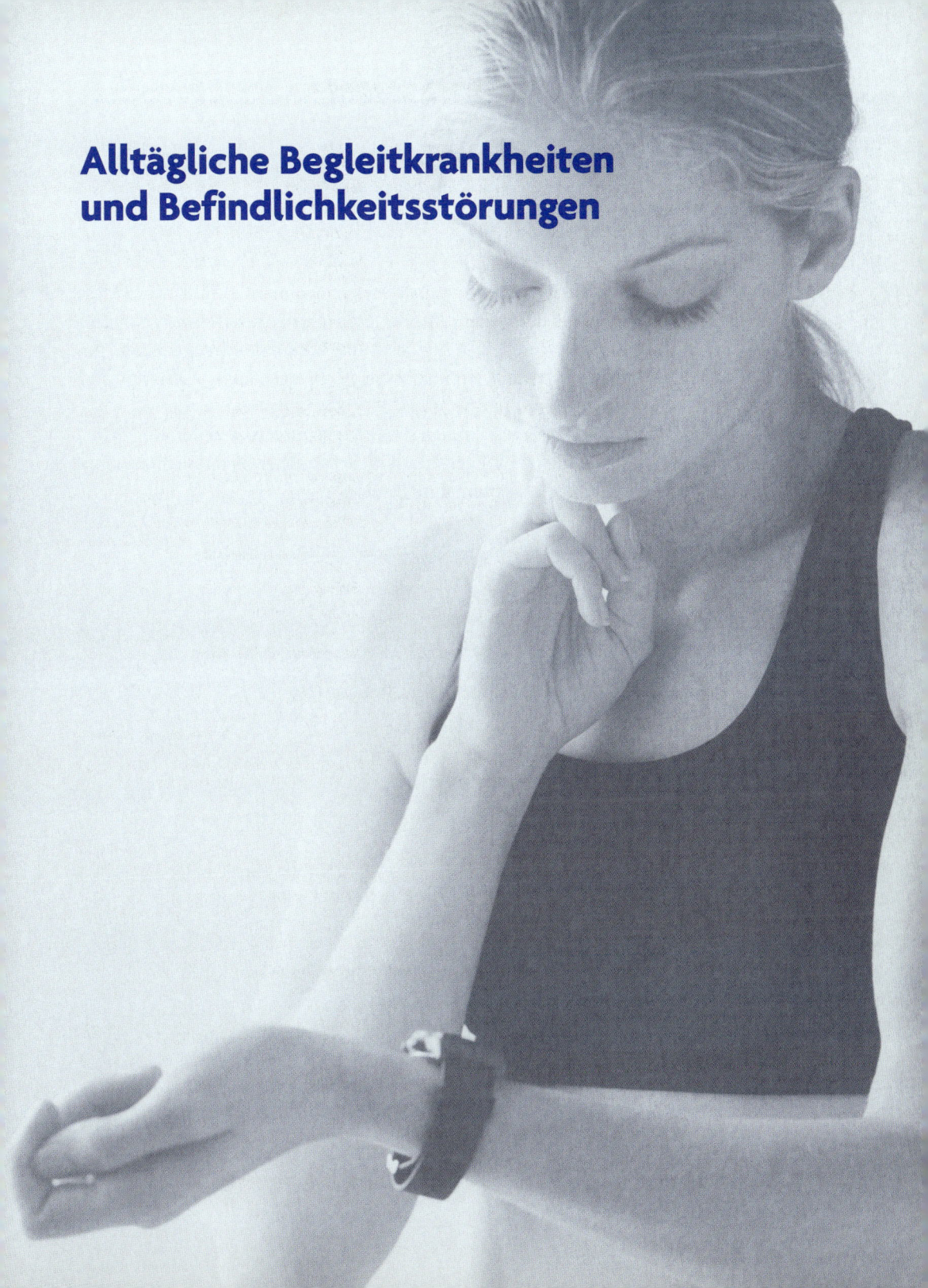

Alltägliche Begleitkrankheiten und Befindlichkeitsstörungen

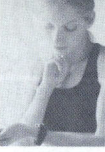
Die homöopathische Behandlung alltäglicher Erkrankungen und Beschwerden

Afterfissuren

Afterfissuren sind feine Hauteinrisse, die sich in den meisten Fällen vom After in Richtung Steißbein erstrecken. Afterfissuren können sehr schmerzhaft sein und werden oftmals vom Laien zunächst als Hämorrhoiden gedeutet. Bei manchen Menschen besteht eine Neigung zu wiederholtem Auftreten und Fortbestehen solcher Fissuren.

Bei sportlicher Betätigung können derartige Hauteinrisse schon wegen der großen Schmerzhaftigkeit äußerst hinderlich sein. Hier bietet die homöopathische Behandlung schnelle und gute Erfolge.

Fissuren mit starkem Schmerz beim Stuhlgang, als ob der After eingerissen wäre. Stechender Splitterschmerz noch stundenlang nach Stuhlgang. Urin und Schweiß übel riechend	**Acidum nitricum D6-D12**
Hautausschläge und Schwitzen im Genital-Afterbereich. Thuja hat eine besondere Beziehung zu Hautausschlägen und Hautkrankheiten an bedeckten Körperstellen. Hartnäckige Verstopfung oder Durchfall, dabei Schmerzen bis in den Enddarm	**Thuja D8-C30**
Rauheit und Absonderung klebriger Flüssigkeit in der Gesäßfurche und um den After. Jucken nachts in Bettwärme	**Graphites D8-C200**
Schmerzen, brennend, stechend bei Analfissuren und Hämorrhoiden	**Rantanhia D3-D12**
Nässen, Jucken, Brennen, Rötung am After, Hämorrhoiden, unangenehme Ausdünstung, streckt die heißen Füße nachts aus dem Bett, Stuhldrang morgens beim Erwachen	**Sulfur D8-D12**

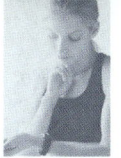

Zusätzliche Maßnahmen

Als Salben bei Fissuren um den Anus haben sich **Hamamelis-Salbe** und **Paeonia-Salbe** zur täglichen äußerlichen Anwendung bewährt. Grundsätzlich ist auf weichen Stuhl zu achten. Ergänzend Kapitel „Wundlaufen (Wolf)", Seite 134.

Angst und Lampenfieber bei Wettkampf und Stress

Nicht selten treten bei Teilnehmern an Wettkämpfen, ähnlich wie bei Prüfungen, Angstzustände und Lampenfieber auf, die je nach Heftigkeit, deutlich die körperlichen Leistungen hemmen können. Angst, Furcht und Lampenfieber führen zu beträchtlichen Verkrampfungen und Hemmungen der muskulären Abläufe. Der Betroffene ist fixiert auf negative oder ängstliche Vorstellungen, die schließlich zum Versagen führen. Sportler bestätigen, dass sie keine Spitzenleistungen erbringen können, wenn am Tag des Einsatzes innere Unsicherheiten und Anspannungen bestehen.

Gerade bei Wettkämpfen sollte man ausgeglichen und entspannt und auf „den Punkt des Ereignisses" körperlich und psychisch optimal fit sein. Ebenso

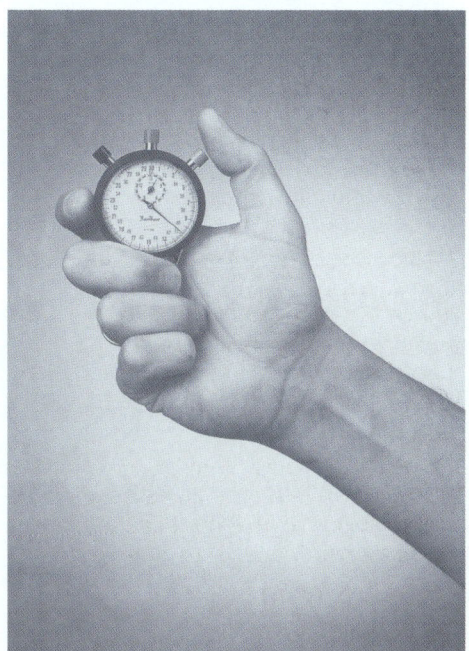

Bei Wettkämpfern kommt es oft zu einem so genannten „Blackout".

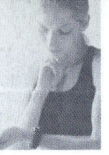

bei Prüfungen, Examina oder öffentlichen Auftritten, die ja ebenfalls eine wettkampfähnliche Herausforderung darstellen, hemmt eine ängstliche Vorstellung die Konzentration und das normale Denken, so dass selbst sicher Angelerntes und gut Gekonntes im Augenblick des Einsatzes nicht mehr flüssig oder gar nicht wiedergegeben werden kann, das so genannte „Blackout".

Das richtig gewählte homöopathische Arzneimittel kann im entscheidenden Augenblick, sei es im Wettkampf, im Examen oder bei sonstiger geistig körperlicher Leistung ein positives, erfolgsbewusstes Gefühl herbeiführen, welches Sicherheit und Entspannung vermittelt.

Plötzliche Angst, Unruhe, Herzjagen, Folgen von Erschrecken, Zukunftsangst. Der Betroffene meint sogar, er könnte sterben.	**Aconitum D4-C200, LM18**
Hektik, Panikattacken, angstvolle Vorstellungen. Seelisches und psychisches Gleichgewicht gestört. Geplagt von unrealistischen Vorahnungen. Macht viele Dinge gleichzeitig und wird nirgends fertig	**Argentum nitricum D6-C200, LM18**
Nervöses Herz, Unruhe, besonders am Tag des Wettkampfes oder der Prüfung; Herzklopfen schnell und unregelmäßig wie bei Aufregungen, Nervosität und Unruhe erfasst den ganzen Körper und die Gedanken. Fühlt Schmerz in der Herzgegend	**Strophantus D8-D12**
Inneres Zittern, Erregung, Blackout, Verkrampfung, Versagensangst, Lampenfieber. Aussetzen der geistigen und muskulären Koordination; wie gelähmt. Eine schlechte Nachricht verursacht Zittern.	**Gelsemium C200, LM18**
Nervosität, Schlaflosigkeit, Herzunruhe, als hätte man eine Übermenge Bohnenkaffee getrunken.	**Coffea D12-C200, LM18**

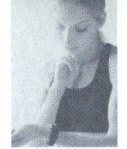

Tiefe Angst, Mutlosigkeit, Erschöpfung und Verzweiflung, z. B. wenn etwas nicht nach Plan verläuft. Es fehlt der Mut zum Weitermachen. Oft bei übermäßig ehrgeizigen und peniblen Personen.	**Arsenicum album D8, C200, LM18**

⬥ Hinweis:

Bei Angst und Lampenfieber nimmt man eines oder zwei dieser Mittel schon einige Tage vor und auch am Tag des Wettkampfes. Das Gleiche gilt für Angst- und Lampenfiebersituationen in Schule, im Beruf und vor Prüfungen aller Art.

Ergänzende Kapitel:

- „Schlaflosigkeit", Seite 123
- „Leistungssteigerung bei Störungen von Psyche und vegetativem Nervensystem", Seite 156
- „Leistungssteigerung bei Schwächen der Konstitution und der körperlichen Veranlagung", Seite 169

Bindegewebsschwäche

Unter Bindegewebsschwäche versteht man allgemein eine Minderwertigkeit des körperstützenden Gewebes. Dazu gehören vor allem der Bewegungsapparat mit Knochen, Knorpeln, Sehnen, Bänder und kollagenen Fasern. Zur Minderwertigkeit des Binde- und Stützgewebes ist der Mensch im Wesentlichen mit seiner Konstitution veranlagt. Bei sportlicher und körperlicher Aktivität kann dies von Nachteil sein, weil die Bindegewebsschwäche von Gelenken, Sehnen und Bändern oftmals eine größere Anfälligkeit von Überdehnung, Zerrung und Verrenkung des Bewegungsapparates mit sich bringt.

Homöopathische Behandlung und Vorbeugung

Mit der homöopathischen Therapie ist man der Bindegewebsschwäche nicht hilflos ausgeliefert. Die Homöopathie besitzt eine Reihe von Arzneien, die auch das Stütz- und Bindegewebe stärken und seine Minderwertigkeit verbessern können, wodurch der Anfälligkeit für Verletzungen des Bewegungsapparates vorgebeugt wird.

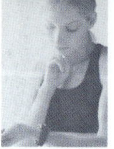

Die nachfolgenden Arzneimittel sind detailliert im Kapitel „Verschleißerscheinungen und Degeneration", Seite 61, beschrieben.

Bindegewebsschwäche der Sehnen, Bänder und kollagenen Fasern	**Ruta D6-D12** **Symphytum D3-D12**
Konstitutionsmittel bei Bindegewebsschwäche der Knochen und Knorpel	**Calcium carbonicum D3-C30** **Calcium fluoratum D4-D12** **Calcium phosphoricum D4-C30**
Mangel an Elastizität	**Silicea D6-D12**
Degeneration und frühzeitiger Abbau des Bindegewebes	**Acidum fluoratum D6-D12**

Ergänzende Kapitel, mit Beschreibung der Arzneimittel

- „Bänderverletzung", Seite 20
- „Knochenbrüche", Seite 28
- „Verrenkung, Ausrenkung, Verdrehung, Zerrung", Seite 41
- „Leistungssteigerung bei Schwächen der Konstitution und der körperlichen Veranlagung", Seite 169
- „Tendinosen", Seite 74

Entzündungen

Entzündungen, allgemein

Die Homöopathie kennt bei den spezifischen Entzündungen einzelner Organe mehrere ausgezeichnete individuelle Mittel. Die wichtigen Entzündungsmittel zum Thema Freizeit und Sport sind im nachfolgenden Kapitel dieses Buches beschrieben. Weiterhin finden Sie entsprechende Hinweise in den übrigen Kapiteln dieses Buches bei den jeweiligen Erkrankungen.

Grundmittel bei allen Entzündungen, angefangen von der Wundinfektion, Gelenkentzündungen usw. bis hin zur Grippe	**Echinacea Urtinktur** 3–4 × täglich 1 Esslöffel

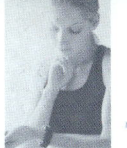

Anwendung und Dosierung

Im Akutfall beginnt man mit einer Stoßtherapie 3–5 × täglich 50 Tropfen für einige Tage. Anschließend verfährt man wie im chronischen Fall weiter: 3 × 15 Tropfen täglich Echinacea-Urtinktur in etwas Wasser gelöst.

◆ **Therapiehinweis:**

Echinacea steigert erfahrungsgemäß die körpereigene Abwehrkraft und gilt als *abwehrstimulierendes Mittel* bei Infektionen, septischen Zuständen (Blutvergiftung) und bei körperlicher Abwehrschwäche (Verletzungen, Erkältungen, Grippe).

Echinacea kann somit zusätzlich, ungeachtet der besonderen Symptomatik, bei *allen* entzündlichen Erscheinungen gegeben werden. Gelegentliche allergische Hautreaktionen, die bei intensiver Dosierung von Echinacea bekannt geworden sind, klingen bei Absetzen des Mittels wieder ab.

Fieber, allgemein

Die erhöhte Körpertemperatur signalisiert die Auseinandersetzung des Organismus mit der Krankheit. Die Homöopathie hat ausgezeichnete Möglichkeiten, Fieberzustände und verschiedene fieberhafte Infektionen und Entzündungen zu behandeln, wie sie beispielsweise bei Grippe, Erkältungen, Magen-Darm-Entzündungen, Verletzungen, Gelenkentzündungen auftreten. Fieber kann viele Ursachen haben. Lange anhaltendes und vor allem hohes Fieber ohne erkennbare Ursache sollte ärztlich abgeklärt werden. Aber selbst wenn die Diagnose für die fieberhafte Infektion noch nicht vorliegt, besteht aufgrund der körperlichen Symptome und der Art des Fiebers die Möglichkeit, die körpereigenen Abwehrkräfte zielgerichtet zu mobilisieren. Es ist ein entscheidender Vorteil der homöopathischen Methode, eine fieberhafte Erkrankung bereits zu Beginn günstig beeinflussen zu können. Auch wenn eine konventionelle, schulmedizinische Behandlung nachfolgen müsste, hat man mit dem passenden homöopathischen Mittel nichts verdorben. Ebenso kann die Homöopathie auch begleitend zur üblichen Medizin eingesetzt werden, wie meine Jahrzehnte langen Praxiserfahrungen bestätigen.

Nachstehend werden die für Freizeit und Sport am häufigsten in Frage kommenden Fiebermittel aufgeführt.

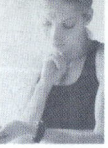
Plötzliche akute Fieberzustände, trockene heiße Haut, im Liegen Gesicht rot, beim Aufsitzen blass, Schüttelfrost, Durst, ansteigendes Fieber, Unruhe, Furcht	**Aconitum D6-C200** (für das Anfangsstadium des Fiebers oder der Entzündung)
Fieber, Kopf rot und heiß, der übrige Körper kalt, Frostschauer trotz Bettdecke, Entblößen verschlimmert, viel Durst, Gefühl von Zerschlagenheit, berührungsempfindlich, das Bett erscheint zu hart, Fieber nach Verletzungen	**Arnica D4-D12**
Bösartiges Fieber, Patient ist unfähig zu antworten, Fieberwahn, Delirium, Gefühl, Körperteile seien ums Bett verstreut	**Baptisia D4-C30**
Fieberzustände ebenfalls plötzlich auftretend, jedoch schweißige Haut, meist hochrotes Gesicht, Blutandrang zum Kopf, Kopfschmerz, pulsierende, wellenartige Schmerzen, pochender Puls bis zum Hals, Trockenheit im Schlund, Durst, Überempfindlichkeit gegenüber Bewegung, Berührung, Erschütterung, Licht und Geräusch, Benommenheit	**Belladonna D4-C200** (folgt gut nach Aconitum bei Schweißbeginn oder der ersten Fieberphase)
Schüttelfrost, rote Wangen, heftiger Durst auf große Mengen, stechende Schmerzen, rheumatische Schmerzen, Druck auf schmerzende Stelle lindert, geringste Bewegung verschlimmert, Entzündungen der Auskleidung der Körperhöhlen (Rippenfell, Bauchfell, Schleimbeutel, Gelenkkapseln, Herzbeutel, Nasennebenhöhlen), Brustgrippe	**Bryonia D12-C200**
Wiederkehrendes Fieber mit Empfindlichkeit gegen Berührung, kein Durst, Erschöpfungszustände durch Schwitzen und nach Blutverlust, Tonikum nach Operationen, Bauchschmerz und Blähung, Malariafieber	**China D4-D12**

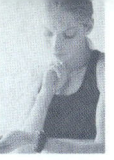

Sich langsam entwickelndes Fieber, Patient erschöpft, Blutarmut, aber Allgemeinbefinden nicht wesentlich beeinträchtigt. Mittel für das frühe Stadium einer unterschwelligen, aber tief sitzenden Entzündung (Lungenentzündung, Darmentzündung, Mittelohrentzündung, Rheuma)	**Ferrum phosphoricum D8-C200**
Fieber langsam beginnend, rotes Gesicht, Ermattung, Benommenheit, durstlos, Patient zittrig, schwach, schläfrig, fröstelnd am Rücken, Kopfschmerz vom Nacken bis zur Stirn, auch Kopfgrippe	**Gelsemium D4-D12**
Fieber mit Zerschlagenheitsgefühl, schmerzende Knochen, Gelenke und Muskulatur, Durst, Schüttelfrost, Schwitzen erleichtert	**Eupatorium perfoliatum D6-C200**
Fieber mit Kälteschauer tritt plötzlich in einer Phase des körperlichen Wohlbefindens auf, Zähneklappern, Muskelzuckungen, blaue Finger und Zehen, evtl. gleichzeitig Beschwerden im Magen-Darmgebiet	**Nux vomica D4-C200, LM18**
Fieber und Infekte nach Erkältung oder Nasswerden, Erkältungsrheuma	**Dulcamara D6-C200** **Rhus toxicodendron D8-C200, LM18**
Fieberschübe, nachts schlimmer, vollständige Erschöpfung, Angst, fahles Gesicht, sucht Wärme obwohl Fieber, viel Durst	**Arsenicum album D6-C200, LM18**
Immunstimulation, Entzündungsbekämpfung	**Echinacin Urtinktur oder Echinacea D1** Stoßtherapie mit 3 × 50 Tropfen

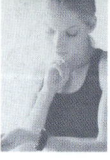
Fieberhafte Infektionen – Erkältungskrankheiten – Grippe

In Alltag, Freizeit und Sport hat man es am häufigsten mit Fieber bei Grippe und Erkältungskrankheiten zu tun. Durchnässung, Unterkühlung, Schwitzen im Freien, Luftzug oder auch Ansteckung sind hier meist die auslösenden Ursachen. Treten neben Fieber auch Kopfschmerz, Ohrenschmerz, Hals- und Brustschmerz, Husten und Gliederschmerzen auf, so vergleicht man die jeweiligen Rubriken und Kapitel miteinander und wählt dasjenige Mittel aus, welches die Beschwerden am besten abdeckt.

Oft wird man durch eine fieberhafte Grippe oder Erkältung während des sportlichen Trainings oder körperlicher Arbeit überrascht. Im Akutfall sollte man deshalb bei den ersten Krankheitszeichen mit der homöopathischen Behandlung beginnen, noch bevor sich der Infekt ausbreiten und festsetzen kann. Die Dauer eines grippalen Infektes lässt sich durch einen frühzeitigen Behandlungsbeginn wesentlich abkürzen.

Aus homöopathischer Sichtweise wird kein Behandlungsunterschied bei den verschiedenen Arten grippaler Infekte gemacht, sondern nur nach den Symptomen ausgewählt. Wichtig ist, dass man so lange behandelt, bis alle Beschwerden vollständig verschwunden sind. Ein nicht vollständig ausgeheilter Infekt ist oft die Ursache für den nächsten.

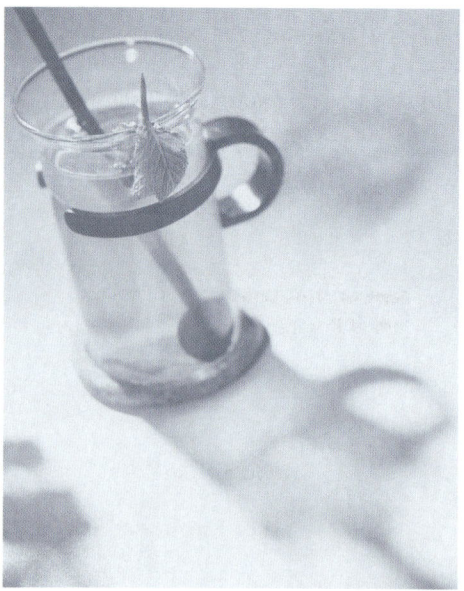

Bei Erkältung und Grippe helfen ein heißer Holunder- und Lindenblütentee und die hier aufgeführten homöopathischen Mittel.

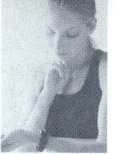

Akute Grippe mit Fieber

Plötzlich heftig einsetzende Grippe mit Fieber, trockene heiße Haut, Mittelohrentzündung links, viel Durst und Unruhe, Grippe durch trockene, kalte Luft, siehe Kapitel „Fieberhafte Infektion"	**Aconitum D4-C200** (meist am Beginn des Infektes als erstes Mittel)
Ebenfalls plötzlich einsetzende grippale Infekte mit Fieber, aber schwitzende dampfende Haut (im Gegensatz zu Aconitum), Benommenheit, schmerzhafter Husten auf der Brust, Schluckschmerz, neuralgische Kopfschmerzen, Brustschmerzen, geräusch- und lichtempfindlich, Hals- und Mittelohrentzündung (vornehmlich rechts)	**Belladonna D4-C200** (passt gut nach Aconitum)
Wenn man sich allzu leicht erkältet, anfällig für wiederholte grippale Infekte oder Grippe, die sich wochenlang hinzieht	**Tuberculinum (Koch) C200** (einmalige Gabe)
Grippe beginnend mit Kopfschmerz vom Nacken bis zur Stirn und in die Augen sich erstreckend, Schwindel, evtl. Sehstörungen, Frösteln am Rücken	**Gelsemium D12-C200**
Allgemeine Infektabwehr, Stimulierung des Immunsystems, Vorbeugung	**Echinacea D1** oder **Urtinktur** 3 × täglich 50 Tropfen als Stoßtherapie

Grippe mit Schnupfen und Katarrh

Katarrh bei grippalen Infekten mit langsam ansteigendem Fieber, erstes Stadium einer katarrhalischen Entzündung im Nasen-Rachenraum und Mittelohr, Patient blass	**Ferrum phosphoricum D8-C200** (beugt Komplikationen vor)
Schnupfen, abwechselnd verstopfte trockene Nase oder viel gelber Rotz, Augen tränen, fröstelnd, sucht dennoch frische Luft; wandernde Schmerzen	**Pulsatilla D6-C200, LM18**

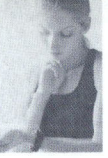

Katarrh der Schleimhäute mit wässrigem, scharfem Fließschnupfen, Augen tränen, Husten und Kratzen im Hals	**Allium cepa D4-D12**
Beginn eines Schnupfens, Frostschauer mit Zähneklappern, Nase verstopft, Kopfschmerz, Magen-Darmbeschwerden	**Nux vomica D6-C200, LM18**

Grippe mit Gliederschmerzen, Muskelschmerzen

Schmerzen in Knochen, Gelenken und Muskulatur, Zerschlagenheitsgefühl, Schüttelfrost, Durst, Fieberschübe, Schwitzen erleichtert	**Eupatorium perfoliatum D4-C200, LM18**
Brustgrippe, stechender Schmerz in der Brust, auch beim Atmen und Husten, Liegen auf der schmerzhaften Seite bessert, geringste Bewegung verschlimmert, Schmerz in Armen und Beinen, Stirnkopfschmerz, Husten quälend, Bronchitis, viel Durst	**Bryonia D4-C200, LM18**
Erkältungsgrippe nach feuchter Kälte, Durchnässung, Muskel-, Sehnen-, Bänderschmerz	**Rhus toxicodendron D12-C200**
Gliederschmerzen, besonders Wirbelsäulenschmerz, Zerschlagenheitsgefühl, kalter Schweiß, Halsschmerz bis in die Ohren stechend, Kopfschmerz und Schwindel	**Phytolacca D6-D12** (gutes Mittel, wenn Bryonia und Rhus toxicodendron keinen Erfolg bringen)
Wundheitsgefühl am ganzen Körper, das Bett wird zu hart empfunden, roter Kopf	**Arnica D8-D200**
Kreuzschmerzen bei Grippe mit dem Gefühl, Hände und Füße sind eingeschlafen, Husten, Schnupfen, Darmstörung	**Nux vomica D8-C200**

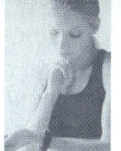

Grippe mit Halsschmerzen, Mandelentzündung (Tonsillitis)

Mandelentzündung, Fieber, Halsschmerz	**Phytolacca D4-C200**
mit stinkendem Mundgeruch, nachts schlimmer, heftiges Schwitzen	**Mercurius solubilis D8-C200**
Halsschmerz, nur **linke** Seite	**Lachesis D12-C200** (nachts und nach Schlaf auftretend) **Mercurius jodatus ruber D6-D12**
Halsschmerz, nur **rechte** Seite	**Lycopodium D8-C200** **Mercurius jodatus flavus D6-D12** **Belladonna D4-C200**
Schluckschmerz, heftige Entzündung in Mund und Rachen, ähnlich wie bei Scharlach und Diphtherie	**Mercurius cyanatus D6-C30**
Tonsillitis, Rachen dunkelrot, Schluckschmerz in Ohren ausstrahlend, Rachen und Stimme rau	**Ailanthus D6-C200**

Grippe mit Husten und Bronchitis

Husten keuchend, ziehend, Krupphusten, Enge- und Trockenheitsgefühl in Rachen, Kehlkopf und Bronchien	**Spongia D6-C200**
Husten hart, trocken, Brustschmerz, Bronchitis, Kopfschmerz, Gliederschmerzen, großer Durst	**Bryonia D6, C200, LM18**
Kitzelhusten, Keuchhusten, abends, nachts, anfallsartig, krampfartig, besonders beim Hinlegen, beim Sprechen, beim Lachen	**Drosera D8-C200**
Schluckschmerz, schmerzhafter Erstickungshusten mit Hals- und Mittelohr- und Bronchienentzündung nach Erkältung, Kopfschmerz, pochender Puls, Gesicht rot, Schweiß, geeignetes Mittel bei Keuchhusten und Scharlach bei Kindern	**Belladonna D4-C200, LM18**

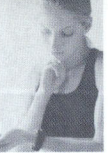

Zäher klebriger Schleim aus Nase und Bronchien, Rachen und Bronchien schmerzhaft entzündet, Schmerzen bis in die Ohren stechend, Geruchsverlust, Stirnhöhlenentzündung	**Kalium bichromicum D6-C200**
Bronchienentzündung, beginnende Lungenentzündung, Kehlkopfentzündung, Leeregefühl im Bauch, Husten beim Sprechen, Heiserkeit	**Phosphorus D4, D12, LM18**
Engegefühl und Schwere in der Brust, Pfeifende Atmung, Husten, Übelkeit	**Ipecacuanha D4-C200, LM18** (löst den Schleim)
Brustgrippe mit viel Schleim in der Brust, der nicht ausgehustet werden kann, hörbares Schleimrasseln, Übelkeit, Brechwürgen, erstickungsartige Hustenanfälle wie bei Asthma	**Tartarus stibiatus D6-C200, LM18**

Grippe nach Erkältung und Nässe

Folge von kaltem Baden, kalten Händen und Füßen	**Dulcamara D8-C200**
Folge von Durchnässung oder feuchtkaltem Wetter, Bewegungsdrang bei Fieber	**Rhus toxicodendron D6-C200**
Kälteeinwirkung durch kalte Räume	**Thuja D8-C200**
Nach jedem kaltem Windhauch und Zugluft, Halsschmerz, Husten, Kopfschmerz	**Belladonna D4-C200, LM18**

Grippe mit Mittelohrentzündung

Mittelbeschreibung siehe vorausgehende Rubriken!	**Aconitum, Belladonna, Ferrum phosphoricum, Phytolacca, Mercurius solubilis, Ailantus, Kalium bichromicum, Dulcamara**
Heftiger Ohrenschmerz, Patient gereizt, schlaflos, besonders bei Kindern, auffälliges Symptom: Kind schreit und beruhigt sich beim Herumtragen, oft eine Backe rot	**Chamomilla D12-C200** (nimmt die gereizte Stimmung und dem Schmerz die Spitze)

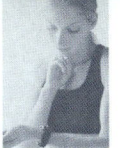

Wiederkehrende Grippe

Anfällig für wiederholte grippale Infekte nach kleinsten Erkältungen oder sich über Wochen hinziehende Erkältungen	**Tuberculinum (Koch) C200** (einmalige Einnahme)
Chronische Erkältungsneigung	**Calcium carbonicum D12-C200, LM6-LM18**
Häufig wiederkehrende Grippe mit Fieber, klopfenden Kopfschmerzen, viel Schweiß, empfindlich gegen Berührung, Erschöpfungszustand, Bauchbeschwerden	**China D4-C200**
Chronisch gewordener oder unterschwelliger grippaler Infekt mit anhaltender körperlicher und geistiger Erschöpfung, man erholt sich nicht von Grippe oder Fieber	**Selenium D12-C200**
Allgemeine Infektabwehr, Verbesserung des Immunsystems, Vorbeugung, zusätzlich zu den anderen Mitteln	**Echinacea D1** oder **Urtinktur** 3 × tgl. 50 Tropfen als Stoßtherapie im Akutfall/zur Vorbeugung 3 × 20 Tropfen täglich

Hinweis:

Magen-Darmgrippe (Gastroenteritis): siehe Kapitel „Magen-Darm-Störungen", Seite 118

Furunkel – Karbunkel

Durch eine Infektion des Haarbalges und seiner Talgdrüsen mit Eiterbakterien (meist Staphylokokken) kann es zur Bildung eines Furunkels kommen. Der Furunkel imponiert als sehr schmerzhafte, bohnen- bis walnussgroße Entzündung mit einem zentralen Eiterpfropf. Kann sich die Eiteransammlung nicht von selbst entleeren, muss der Arzt mit dem chirurgischen Messer nachhelfen.

Mehrere dicht nebeneinander liegende Furunkel können zu einem großen so genannten *Karbunkel* verschmelzen.

Zur homöopathischen Behandlung haben sich die gleichen Mittel wie im Kapitel „Blutvergiftung und Wundinfektion", Seite 24, bewährt.

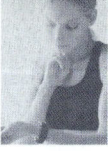

Ganglion (Überbein)

Das Ganglion, oft auch als Überbein bezeichnet, tritt bevorzugt an Hand- oder Fußrücken oder im Bereich von Gelenkkapseln oder Sehnen auf. Es handelt sich um ein langsam wachsendes, schleimgefülltes Zystengebilde, das recht gut verschwindet, wenn frühzeitig über längere Zeit **Silicea** zusammen mit **Ruta** täglich eingenommen wird.

Basistherapie	**Ruta D6-D12** **Silicea D6-D12**

Die Therapie sollte möglichst frühzeitig begonnen und über einen Zeitraum von einigen Monaten fortgesetzt werden, noch bevor die Verknöcherung des Ganglions abgeschlossen ist.

Hämorrhoiden

Hämorrhoiden können in Sport und Freizeit äußerst hinderlich und wegen ihrer Beschwerden wie Jucken, Brennen, Nässen besonders lästig sein. Hämorrhoiden lassen sich vereinfacht als Krampfadern des Enddarms und des Afters bezeichnen. Ursächlich werden sie gefördert bei konstitutioneller Bindegewebsschwäche, allgemeiner Krampfaderneigung, bei Stuhlverstopfung und Rückstauungen, zum Beispiel bei fortgeschrittenen Lebererkrankungen. Nach ihrer Lokalisation unterscheidet man die *äußeren*, sichtbaren Hämorrhoiden und die *innerhalb* des Anus liegenden. Die außen sichtbaren und innen tastbaren Hämorrhoiden können in Form von schmerzhaften Entzündungen, Thrombosen, Reizungen mit Jucken, Brennen, Nässen und schließlich Blutungen Beschwerden machen. Ist Blut auf dem Stuhl sichtbar, sollte ärztlicherseits abgeklärt werden, ob es sich auch wirklich nur um Hämorrhoiden handelt.

Neben adstringierenden Sitzbädern, Stuhlregulierung und Salbenbehandlung kommen zur Anwendung:

Große bläuliche, leicht blutende äußere und innere Hämorrhoiden	**Aesculus D4-D12** **Hamamelis D4-D12** im Wechsel oder gleichzeitig gegeben

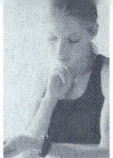

Gerötete Hämorrhoidalknoten Hart und entzündet	**Lachesis D12-C30**
Jucken und Brennen der Hämorrhoiden Vor allem äußere große Hämorrhoiden, die ständig brennen und jucken und stechen, trotz dünnem Stuhl und beim Abwischen schmerzhaft sind	**Acidum muriaticum D8-D12, LM18**
Intensiver Schmerz der Hämorrhoiden Nässende Absonderung, Neigung zu analen Talgdrüsengeschwüren und sehr intensivem Schmerz besonders während und nach Stuhlgang	**Paeonia D4-D12, LM18**
Harte Knoten (Thrombosen) der Hämorrhoiden Harte und schmerzhafte bis kirschgroße Knoten (Thrombosen) bilden sich aus. Im akuten Zustand des Knotens löst man bei heftigen Schmerzen 5 Kügelchen Crotalus horridus in 1 Tasse Wasser auf und trinkt 2-stdl. einen Schluck davon	**Crotalus horridus D8-C200, LM18**
Nässen, Jucken, Brennen, Rötung Hämorrhoiden und After sind rot, brennen und nässen besonders nachts, wenn Sulfur notwendig ist. Auch wenn die vorgenannten Mittel keine Besserung zeigen, ist oftmals Sulfur das richtige Umstimmungsmittel.	**Sulfur D6, D12, LM18**
Hämorrhoiden bei Leberstörungen und Leberstauungen (Mittelbeschreibung siehe Kapitel „Magen-Darm-Störung", Seite 118)	**Carduus marianus D8** (chronische Leberschwellung mit venöser Stauung, Leberentzündung) **Lycopodium D6-D12** **Nux vomica D6-D12, LM18**

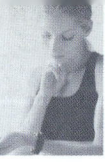

Herdgeschehen (Fokalintoxikation) – Störfelder

Unter Herd (Fokus) oder Störfeld versteht man in der Medizin jene krankhaft veränderten Organe (zum Beispiel Tonsillen, Zähne, Blinddarm, Nasennebenhöhlen), die eine Fähigkeit besitzen, spezifisch krank machende Stoffe, meist Bakteriengifte (Toxine), in den Körper zu streuen und andere Organe krank zu machen. Herde haben also die Fähigkeit, über ihre nächste Umgebung hinaus eine Fernwirkung auszulösen und an anderer Körperstelle eine Erkrankung hervorzurufen.

Alle *anhaltenden* oder *behandlungsresistenten* Beschwerden wie Erschöpfung, Schlafstörungen, Wetterfühligkeit, Kreislauffehlregulationen, aber auch anhaltende unerklärliche Schmerzzustände an Muskeln, Gelenken oder Nerven sollten den Verdacht auf einen Herd beziehungsweise Störfeld erwecken.

Viele freizeitaktive Menschen kennen das Problem. Sie sind ohne erkennbaren Grund rasch erschöpft, abgespannt, antriebslos und leistungsschwach, was häufig nur mit einem schlechten Kreislauf erklärt wird. Schließlich fühlen sie sich krank.

Neben den chronisch degenerativen *Mandeln* (Tonsillen), dem gereizten *Blinddarm* (Appendix), den marktoten wurzelgefüllten *Zähnen*, den unauffällig entzündeten *Nasennebenhöhlen* kann jedes erkrankte nicht ausgeheilte Organ zu einem Herd werden. Im weiteren Sinne des Störfeldes werden *Narben*, die nach Verletzungen, Operationen oder Verbrennungen zurückbleiben, als potenzielle Störfelder angesehen. Somit muss man nicht nur die bakteriellen, sondern auch die abakteriellen, nicht ausgeheilten Entzündungen in das Herdgeschehen einbeziehen.

Stets aber sollte man die *Eigenart* eines Herdes berücksichtigen. Der Herd selbst ist weder schmerzhaft noch akut entzündet. *Der Herd verhält sich stumm.* Zudem können, trotz körperlicher Beschwerden, normale Laborbefunde vorliegen. Auch das Röntgenbild, welches nur zwischen dichtem und weniger dichtem Körpergewebe unterscheidet, kann nicht sicher darüber Aufschluss geben, ob es sich um einen Herd oder ein Störfeld mit dem Charakter der krank machenden Fernwirkung handelt.

Besonderheiten von Zahnherden

Einen besonderen Stellenwert unter den Störfeldern und Herden nehmen die *marktoten* oder *wurzelgefüllten Zähne* ein. Auch im zahnlosen Kieferabschnitt,

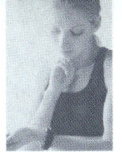

wo ehemals vereiterte Zähne entfernt wurden, muss nach verbliebenen Restentzündungen oder nach abgebrochenen Zahnwurzelresten im Knochen als möglichen Herden gesucht werden. Dies schon deswegen, weil die im Knochen liegenden Herde einer Behandlung mit Naturheilmitteln oder homöopathischen Mitteln kaum zugänglich sind.

Einmal als Herd erkannte marktote oder wurzelgefüllte Zähne sollten in aller Regel chirurgisch entfernt werden. Um einen dauerhaften Heilerfolg zu gewährleisten, ist deshalb eine Sanierung der Zahnherde notwendig.

Vor und bei operativer Herdsanierung (siehe auch Kapitel Operationen: „Vorbereitung und Nachbehandlung", Seite 32, und Kapitel „Wunden", Seite 45)	**Arnica D4-D12** **Millefolium D3-D12** **Calendula D3-D12** **Hypericum D6-D12**
Chronischer Herd	**Silicea D4-D12** (über mehrere Monate)
Muskelschmerzen, Rheuma, bei Verdacht auf Herd. Zum Schutz der Gelenke	**Phytolacca D6-D12**
Herzmuskelentzündung, Herzschwäche, langsamer Puls, stechende Herzschmerzen, wanderndes Muskelrheuma, Neuralgien, bei Verdacht auf Herd, zum Schutz des Herzmuskels	**Kalmia D4-D12**
Zum Schutz der Nieren und der Herzinnenhaut (Endokard) bei Herdgeschehen	**Apis D8-D12**
Provokation von Herden und Störfeldern. Oftmals gelingt es durch die Medikation mit Sulfur über 4 Wochen und anschließend Hepar sulfuris D4-D6 über 2–3 Monate, einen versteckten Herd zu aktivieren, so dass er lokalisiert werden kann. Weil die Provokation von Herden auch noch andere versteckte Krankheiten aktivieren kann, empfehle ich nur tiefe Potenzen (D4-D12) zu verwenden und einen homöopathischen Fachmann zu Rate zu ziehen.	**Sulfur D4-D12 oder** **Hepar sulfuris D4-D6** Hinweis: Hepar sulfuris in hohen Potenzen (D30-D200) kann die Aktivierung eines Herdes unterdrücken.

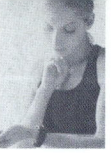

Herde können oftmals mit homöopathischen Mitteln alleine nicht ausgeheilt werden. Dennoch ist manchmal ein homöopathischer Behandlungsversuch erfolgreich. In jedem Fall ist es sinnvoll, im Zusammenhang mit der operativen Herdentfernung eine homöopathische Begleittherapie vor und nach der Operation durchzuführen.

Ergänzendes Kapitel:

„Leistungssteigerung durch Beseitigung von Herden und Störfeldern", Seite 179.

Herpes labialis (Lippenbläschen)

Manche Menschen erkranken häufig an so genannten Lippenbläschen (Herpes labialis). Nahezu alle sind mit diesen Herpesviren infiziert, doch treten die Herpesbläschen nur bei manchen Menschen auf. Werden bei den ersten Anzeichen des Brenngefühls oder Pelzigkeitsgefühls der Lippe homöopathische Mittel eingenommen, kann ein Ausbrechen der Bläschen verhindert werden.

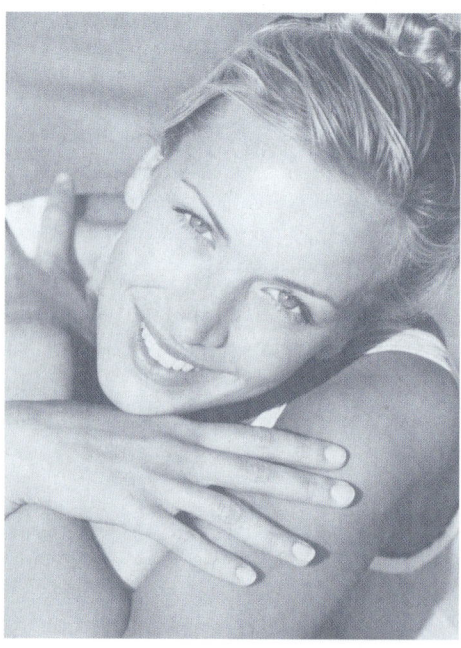

Auch zu viel Sonne kann Lippenbläschen verursachen.

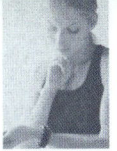

In Freizeit und Sport haben sich hauptsächlich vier homöopathische Arzneimittel, auch vorbeugend genommen, bewährt: **Rhus toxicodendron, Mezereum, Dulcamara** und **Natrium muriaticum**.

Basistherapie. Wenn es zu kribbeln beginnt	**Rhus toxicodendron D12, C200**
Brennende und juckende Herpes im Sommer mit und ohne Bläschenausschlag	**Mezereum D8, D12, LM18**
Nach feuchtem Wetter, krustig, nässender Ausschlag	**Dulcamara D3-D12, C200, LM18**
Nach Sonnenbestrahlung herpesartiger Ausschlag an den Lippen und Mundwinkeln	**Natrium muriaticum D12, C200, LM18**

❶ Hinweis:

Beim Herpes labialis (Herpes simplex) werden die gleichen Homöopathika wie bei Herpes zoster (Gürtelrose) zur Heilung eingesetzt, soweit die Symptome übereinstimmen.

Herpes zoster (Gürtelrose)

Die Gürtelrose ist eine sehr schmerzhafte Bläschenkrankheit, die gürtelförmig, daher der Name, entlang eines Hautnervs auf *einer* Körperseite (Rumpf, Brust, Kopf, Bein) erscheint. Die heftigen Schmerzen, die im Akutstadium auftreten, können in manchen Fällen auch nach Abheilen des Bläschenausschlags als lebenslange Qual zurückbleiben. Wird die Gürtelrose mit homöopathischen Mitteln behandelt, ist der Krankheitsverlauf viel milder und in der Regel ohne Spät- und Nachschmerzen. Es ist jedoch anzuraten, sofort und intensiv die Homöopathika bei Ausbruch der Erkrankung einzusetzen.

Eine schnelle homöopathische Behandlung, selbst durch den Laien, ist deshalb sinnvoller als abzuwarten, weil man damit die fürchterlichen bleibenden Schmerzen (Neuralgien) vermeiden kann.

Bläschen mit Brennen, Jucken, Kribbel-gefühl, Pelzigkeitsgefühl der Haut, Kälteanwendung verschlimmert	**Rhus toxicodendron D12, C200, LM 18** (Hauptmittel)
Brennen, Jucken, Rötung, nachts schlimmer, Wärmeanwendung verschlimmert, Eiter- und Krustenbildung	**Mezereum D12, C200, LM18** (Hauptmittel zusammen mit Rhus toxicodendron)
Große Blasen	**Cantharis D8-C200, LM18**
Eingeweideschmerz, wird tief im Körper gespürt	**Iris versicolor D8-D12, LM18**
Beißender Schmerz entlang der Nerven	**Ranunculus bulbosus D12-C200, LM18**
Äußerst berührungsempfindlich, Verband wird nicht ertragen	**Lachesis D12-C200, LM18**
Nächtliche Schmerzen mit reichlich Schwitzen im Bett, Bläschen eitern	**Mercurius solubilis D12-C200, LM18**
Nächtliche Schmerzen, 1 bis 3 Uhr schlimmer, Wärmeanwendung bessert, Angst, Unruhe, schlaflos	**Arsenicum album D8-C200, LM18**
Aussehen wie Pocken, Zwischenmittel nach dem Ähnlichkeitsprinzip	**Variolinum C200** nur ein- bis zweimal als Zwischenmittel geben
Nachschmerzen nach Gürtelrose (Zosterneuralgie): brennend, Wärme bessert	**Arsenicum album D8, LM18**
neuralgische Schmerzen, stechend, brennend, entlang des Nervensegments	**Allium cepa D6, D12, LM18**
stechend, juckende Schmerzen, schlimmer beim Kaltwaschen	**Urtica urens D6, D12, LM18**

Herzbeschwerden

Allgemeine Therapieaspekte

Grundsätzlich sollten alle unbekannten oder neu aufgetretenen Herzbeschwerden ärztlich abgeklärt werden. Wenn festgestellt ist, um welche Art Störung (funktionell oder organisch) es sich handelt, kann man überlegen,

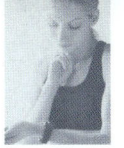

ob die Herzstörung allein mit konventionellen (schulmedizinischen) oder homöopathischen Methoden behandelt werden kann. In der Regel lassen sich jedoch die konventionellen Methoden gut mit der homöopathischen Medikation kombinieren.

Für Sport und Freizeit sollen im Rahmen dieses Buches lediglich nachfolgende Herzstörungen beziehungsweise -erkrankungen aus dem Blickwinkel der homöopathischen Therapierichtung in einer kurz gefassten Übersicht besprochen werden.

Die Herzbeschwerden in der Übersicht

Herzschmerzen
A. Echte Herzschmerzen (Angina pectoris)
B. Unechte Herzschmerzen
C. Nervös-vegetative Herzschmerzen

Herzrhythmusstörungen – Herzklopfen
A. Vegetative Ursachen
B. Organische Herzerkrankungen
C. Herz- und Kreislaufschwäche

Besondere Herzsensationen

Allgemeine Herz- und Kreislaufschwäche
(Siehe Kapitel „Leistungssteigerung bei Herz- und Kreislaufschwächen", Seite 153)

Herzschmerzen

A. Der echte Herzschmerz (Angina pectoris)
Eine Unterversorgung des Herzmuskels mit Sauerstoff kann Herzschmerzen (Angina pectoris) auslösen. Da der Sauerstoffbedarf des Herzmuskels bei Anstrengung größer wird, treten die Herzschmerzen oft als Zeichen einer Sauerstoffnot bei körperlicher Belastung auf. Meist ist der Betroffene in Ruhe beschwerdefrei. Nicht immer muss aber dem Herzschmerz eine Anstrengung unmittelbar vorausgehen.

Sind die Herzkranzgefäße, aus welchen Gründen auch immer (zum Beispiel Sklerose) verengt, so kann es je nach Schweregrad und Ausdehnung zu einem verschiedenartig starken Herzschmerz kommen.

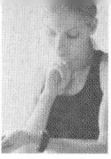

Dies kann sich von einem leichten Druck- oder Engegefühl bis zu einem vernichtenden Schmerz mit Angstgefühl und Schweißausbruch steigern. Im Extremfall kann die Sauerstoffnot zu einem Herzinfarkt führen. Der Herzinfarkt muss nach den medizinischen Regeln der ersten Hilfe und Notmaßnahmen versorgt werden. Aber nicht immer ist der Arzt sofort zur Stelle, wenn ein Herzschmerz auftritt. Bis zum Eintreffen der ärztlichen Hilfe kann auch der Anfänger, wenn er eine homöopathische Taschenapotheke mit geeigneten Mitteln bei sich trägt, Hilfe und Erleichterung schaffen.

Tritt ein akuter deutlicher Herzschmerz zum ersten Mal auf, muss er in jedem Fall ärztlich abgeklärt werden, auch wenn er wieder verschwindet.

Es würde den Rahmen dieses Buches sprengen, den akuten Herzinfarkt mit der ganzen Vielzahl der Behandlungsmöglichkeiten abzuhandeln. Vielmehr besteht hier die Aufgabe der Homöopathie in der unterstützenden Behandlung jener *Herzschmerzen* (Angina pectoris), bei denen es sich um gewohnte und bekannte Herzschmerzen bei *feststehender Diagnose* handelt, die unter ärztlicher Beobachtung stehen.

Bekanntermaßen sind die Beschwerden auf die Herzseite oder um das Brustbein lokalisiert. Relativ häufig jedoch strahlen Herzschmerzen in andere Körperregionen, wie in die linke Schulter und in den linken Arm aus. Von anderen Fällen ist bekannt, dass der Schmerz zum Rücken, zwischen die Schulterblätter, ja sogar herzfern in die rechte Schulter projiziert wird. Seltener konnte beobachtet werden, dass sich der Schmerz vom Brustbein in die Magengegend, also in die Mitte des Oberbauches ausbreitet. Wie schon erwähnt, bedarf jeder anhaltende derartige Schmerz einer ärztlichen Abklärung, besonders wenn er wiederkehrend auftritt.

Nicht immer steht ein Arzt unmittelbar dabei, so dass es von Vorteil ist, wenn man als Sportler in solchen Fällen eine homöopathische Taschenapotheke bei sich hat, um sich oder auch seinen Kameraden mit homöopathischen Mitteln zu helfen.

Der Vorteil der homöopathischen Therapie liegt darin, dass man im Wesentlichen bei derartigen Ereignissen nichts falsch machen kann und eine nachfolgend notwendige klinisch medizinische Intensivbehandlung nicht behindert. Außerdem bietet das homöopathische Arzneimittel den Vorzug, dass es ohne Nebenwirkungen bis zum Einsetzen der ärztlichen Notmaßnahmen vor Ort oder in der Klinik das Beschwerdebild und den Allgemeinzustand des Patien-

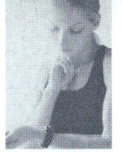

ten bessern kann. Wenn man die Begleiterscheinungen der Herzbeschwerden wie Angst, Kreislaufdysregulation, Schmerz lindern kann, ist für den Betroffenen schon viel gewonnen.

Im Akutfall werden die homöopathischen Mittel alle 5–10 Minuten bis zu einer beginnenden Erleichterung genommen.

Die nachfolgende Zusammenfassung orientiert sich sowohl nach der Art und Modalität sowie dem Ausstrahlungsort der auftretenden Herzschmerzen und soll hierdurch die Wahl des Arzneimittels erleichtern.

Plötzlicher Herzschmerz eventuell in den linken Arm ausstrahlend mit viel Angst und Unruhe, Todesfurcht, schneller Puls	**Aconitum D4-C200, LM6-LM18**
Herzschmerz mit „Ameisenkribbeln" im linken Arm, mit beklemmender Atemnot, nach Überanstrengung, Herzerkrankung bei Sportlern (Herzmuskelschaden)	**Arnica D4-C30** ergänzt sich mit **Aconitum**
Herzschmerz und Brustdruck hinter dem Brustbein; Patient gezeichnet von tiefer Angst, Blässe, sterbenselend	**Arsenicum album D6-C200**
Heftiges Zusammenschnürungsgefühl des Brustkorbes mit stechendem Herzschmerz, Halsenge, Herzstolpern, Taubheitsgefühl im linken Arm	**Cactus D4-D12**
Krampfartiger Schmerz, plötzlich auftretend und verschwindend	**Cuprum metallicum D12-C200**
Herzschmerz wie bei einer Kolik vom Brustbein in andere Körperregionen, in beide Schultern und Arme ausstrahlend, Spannungs- und Blähungsgefühl im Bauch; Gefühl wie bei einer Gallen- oder Magenkolik	**Dioscorea D6-C200, LM18**
Gefühl, der Brustkorb wäre zu klein, Blutandrang zum Herzen und Kopf, heftiges Herzklopfen, brennender, pulsie-	**Glonoinum D1-D3**

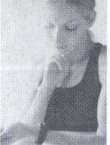

render Schmerz zwischen den Schulterblättern, Wärme und Sonne verschlimmern	
Herzschmerz mit Herzstolpern und Herzflattern, Puls langsam, schlimmer beim Bücken, Herzschmerz durch Herdbelastung bei und nach (bakteriellen und viralen) Infekten oder bei Rheuma (Herzmuskelentzündung)	**Kalmia D4-D12**
Herzschmerz mit Beklemmung in den Hals ausstrahlend, Liegen und Wärme verschlechtern, Herzrhythmusstörungen, durch Schlafen schlimmer, Herzschmerz und Angstgefühl besonders im Schlaf oder beim Erwachen	**Lachesis D8, D12-C200**
Heftiger, zusammenschnürender Herzschmerz hinter dem Brustbein in Achselhöhle, Schulter und Arm ausstrahlend, Todesangst, geringe Bewegung verschlimmert, Erstickungsgefühl	**Latrodectus mactans D12-C200, LM6-LM18**
Herzschmerz zu Nacken und Schulter ausstrahlend, Beklemmungsgefühl, Herzklopfen, kann nicht auf der linken Seite liegen	**Naja tripudians D10, D12, LM6**
Herzschmerz, Herzklopfen, welches sichtbar den Brustkorb bewegt, stechender Herzschmerz in der linken Brust, zum Rücken ausstrahlend, schlimmer bei Bewegung und Liegen, Aufrichten bessert	**Spigelia D3-D12**
Herzschmerz mit Kreislaufschwäche, Schmerz in Schultern ausstrahlend, kalter Schweiß auf der Stirn	**Veratrum album D6-D12**

B. Der unechte Herzschmerz

Es gibt eine Reihe von Schmerzen in der Brust und über der Herzgegend, denen keine echte Herzerkrankung zugrunde liegt. Derartige Schmerzen haben verschiedene Ursachen und können sich wie echte Herzschmerzen darstellen.

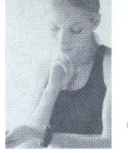

Beispielsweise können *neuralgische Schmerzen* über die Zwischenrippennerven *(Intercostalneuralgie)* fortgeleitet werden und einen echten Herzschmerz vortäuschen, ebenso Brustmuskelschmerzen. Häufig projizieren sich bei degenerativen Veränderungen der Brustwirbel die Schmerzen von dort bis ins Brustbein, zum Beispiel beim *Brustwirbelsäulensyndrom* (siehe Kapitel „Kreuzschmerz", Seite 57, und „Nackenschmerz", Seite 65).

Reizungen und Entzündungen von Magen und Darm können sich verschiedentlich in krampfartigen, in die Brust ausstrahlenden Schmerzen äußern, im so genannten *„Roemheldkomplex"* (siehe Kapitel „Herzrhythmusstörungen", Seite 109, sowie „Magen-Darm-Störungen", Seite 118).

Derartige, sich in die Herzgegend projizierende Schmerzen lassen sich deshalb auch als unechter Herzschmerz (Pseudoangina pectoris) vom echten Herzschmerz unterscheiden. In derartigen Fällen bleibt das Elektrokardiogramm (EKG) ohne herzspezifische Hinweise. Solcherlei Beschwerden müssen deswegen durch ärztliche Untersuchung von den echten Herzschmerzen abgegrenzt und nach ihrer Entstehungsursache behandelt werden.

C. Nervös-vegetativer Herzschmerz

Durch *Erregung, Ärger* und so weiter können vegetative Herzschmerzen in der Brust ausgelöst werden. Häufig sind diese Beschwerden verbunden mit Nervosität, Herzklopfen, Engegefühl, „Kloßgefühl" im Hals. Auch diese Beschwerden sollten durch einen Arzt abgeklärt werden, um eine echte Herzerkrankung auszuschließen.

Basistherapie: nervöse Herzunruhe, Gefühl von Enge und Herzstolpern	**Belladonna C200, LM18** **Lachesis D12, C200, LM18**
Herzangst, Panik, Zittern, stets in Eile, unheilvolle Vorstellungen	**Argentum nitricum C200, LM18**

◆ Hinweis:

Meist einmalige Gabe der **C/D200** notwendig. Die **LM18** über fünf Tage einmal täglich einnehmen, dann abwarten.

Herzrhythmusstörungen (Tachykardie, Arrhythmie)

Man versteht unter Herzrhythmusstörungen einen Zustand, bei dem die Herzschlagfolge in der Häufigkeit oder Regelmäßigkeit vom normalen Rhythmus abweicht, welches subjektiv vom Patienten als Herzklopfen beschrieben

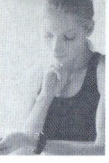

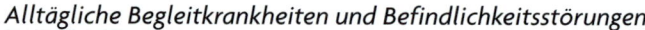

wird. Das Herzklopfen (Herzrhythmusstörung) kann regelmäßig oder unregelmäßig sein.

Bei der *Arrhythmie* hingegen schlägt das Herz *unregelmäßig*, es treten Herzschläge, zum Teil mit *Pausen*, auf.

Man spricht von *Tachykardie*, wenn das Herz *zu schnell*, oder von *Bradykardie*, wenn das Herz gegenüber der Norm *zu langsam* schlägt.

Bei körperlicher Anstrengung etwa beim Sport oder auch bei Erregung (Angst, Zorn) kann die Herzschlagfolge häufiger werden. Diese Art des Herzklopfens würde man unter den gegebenen Umständen als normal ansehen.

Wir kennen aber ein *krankhaftes Herzrasen* (Tachykardie), welches oft grundlos ohne jegliche Anstrengung, ohne jegliche Aufregung mit Herzschlägen bis zu 140/Minute und mehr auftritt. Häufig dauert eine solche plötzlich zeitweise (paroxysmale) Tachykardie nur Minuten. Sie kann aber auch Tage dauern. Nicht immer findet man für dieses Herzjagen als Ursache eine Herzkrankheit. Liegt aber dem Herzrasen eine Herzerkrankung wie Herzklappenfehler, Herzmuskelentzündung, Verengung der Herzkranzgefäße zugrunde, so muss dies als ernstes Zeichen gewertet und entsprechend ärztlich betreut werden. In solchen Fällen soll die Homöopathie nicht die alleinige Behandlungsmethode sein, sie kann zusätzlich zur allgemein üblichen medizinischen Therapie die Heilungschancen verbessern und die subjektiven Beschwerden und Symptome wesentlich lindern.

Sind die Beschwerden durch das *vegetative Nervensystem* bedingt oder es lässt sich keine echte Erkrankung des Herzens nachweisen, werden diese Fälle in der Regel mit dem passenden homöopathischen Mittel ausgeheilt. Hier lässt sich der regulative Charakter der Homöopathie objektiv nachweisen.

Meist handelt es sich bei den vegetativ ausgelösten Störungen um *bekannte Anfälle*. Treten die Anfälle wiederholt und anhaltend auf, ist in jedem Fall Betreuung durch den Arzt erforderlich, vor allem, wenn Atemnot oder Herzschmerz dazukommen.

A. Herzrhythmusstörungen (Herzstolpern) bei vegetativer Ursache

Basismittel, zur Verbesserung der Sauerstoffausnutzung am Herzen	**Crataegus Urtinktur**
Basismittel, bei vegetativen Störungen, siehe „Nervös-vegetativer Herzschmerz", Seite 109	**Lachesis D12-C200, LM18** **Belladonna D4-C200, LM18**

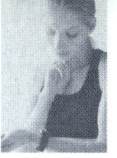

Durch Blähungen, bei vollem Magen (Roemheldkomplex) und Verdauungsstörungen auftretend	**Nux vomica D6-D12**
Bei angstvollen Einbildungen, Panik und Magenschmerzen	**Argentum nitricum D6-D12**
Bei körperlicher Überanstrengung	**Arnica D6-C30**
Bei freudiger Erregung	**Coffea D6-C30**
Herzklopfen nach Aufregung und Ärger, bei allgemein sensiblen, überempfindsamen Personen	**Phosphorus D6-C30**
Bei Ärger, Kummer und Traurigkeit	**Ignatia D6-C200**
Bei altem Kummer und Enttäuschungen	**Acidum phosphoricum D6-C200, LM18**
Herzklopfen nach Schreck und Angst und Unruhe	**Aconitum D6-C200**
Herzklopfen bei Angst, Zittern und Lampenfieber z.B. vor einem Wettkampf	**Gelsemium D4-C200, LM18**

B. Herzrhythmusstörungen bei organischen Herzerkrankungen

Bei organischen Herzerkrankungen ist in jedem Fall die ärztliche Erlaubnis für körperliche und sportliche Betätigung einzuholen. Der Arzt klärt, in welchem Ausmaß ein Herzschaden vorliegt und welche Art von Sport ausgeübt werden darf. Zustand und Krankheitsbild können sogar jede körperliche Tätigkeit in Sport und Freizeit ausschließen oder weitgehend auf gymnastische Übungen beschränken.

Weiterhin muss bei den durch Herzerkrankungen bedingten Herzrhythmusstörungen die Schwere der Störung abgeklärt werden. Die Diagnose entscheidet, ob zusätzlich zur konventionellen eine homöopathische Begleitbehandlung hilfreich ist.

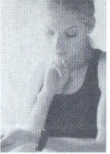

Basismittel zur Verbesserung der Herzleistung und Sauerstoffausnutzung am Herzmuskel	**Crataegus Urtinktur** 4 × 30–50 Tropfen täglich
Herzrhythmusstörungen bei Herzmuskeldegeneration und bei Herzvergrößerung („Sportlerherz"), nach Anstrengung, bei schlechter Muskeldurchblutung, auch nach Infarkt	**Arnica D4-D12**
Herzklopfen bei und nach Herzbeutelentzündung und rheumatischen Erkrankungen, Bewegung verschlimmert	**Bryonia D8-D30, LM6-LM18**
Herzmuskelentzündung mit Schmerzen und Zusammenschnürungsgefühl, evtl. in den linken Arm ausstrahlend	**Cactus D4-D8, LM18**
Unregelmäßiger Puls, langsam im Liegen, schnell im Stehen, Zusatzmittel bei Herzklappen- und Herzmuskelinsuffizienz, vergrößertes Herz	**Convallaria D3-D12**
Alte, lange Herzrhythmusstörungen nach Herzmuskelentzündungen	**Crotalus horridus D4-D6**
Herzrhythmusstörungen bei rheumatischen Entzündungen oder durch Virusinfekte oder Herdgeschehen verursacht	**Kalmia D4-D12**
Herzmuskelschwäche, schwacher Puls, fahle, violette Haut nach Anstrengung, Kurzatmigkeit, Rechtsherzvergrößerung	**Laurocerasus D6-D12**
Herzrhythmusstörungen, Herzschwäche, Herzschmerz bei Durchblutungsstörungen am Herzen und Herzklappeninsuffizienz	**Naja tripudians D10, D12, LM6**
Rhythmusstörungen durch Herzinnenhautentzündung und bei Klappenfehler, Herzklopfen, welches sichtbar den Brustkorb bewegt, Besserung durch Liegen auf der rechten Seite und hochgelagerten Kopf	**Spigelia D4-D30, LM6-LM18**

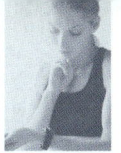

| Herzklappen- und Herzinnenhauterkrankungen (Endocard), schneller Puls, Erstickungsgefühl und Atemwegserkrankungen | **Spongia D4-D12** |

⬥ Therapiehinweise:

Es gibt in der Homöopathie einige Herzmittel, die man grundsätzlich bei allen Herzstörungen einsetzen kann. Hierzu zählen beispielsweise die **Crataegus**-Urtinktur, Crataegus D1 und D2 sowie Arnica D4-D8.

Bei den chronisch-organischen Herzerkrankungen hat sich, auch vorbeugend, die Anwendung der homöopathischen Mittel in *tiefen Potenzen* bewährt.

C. Herzrhythmusstörungen im Zusammenhang mit Herz- und Kreislaufschwäche

Hier haben sich die homöopathischen Mittel **Crataegus**-Urtinktur, **Arnica, Arsenicum album, Cactus, Haplopappus, Laurocerasus** und **Veratrum album** in der Praxis bewährt.

Arzneimittelbeschreibung siehe im vorausgehenden Kapitel und im Kapitel „Leistungssteigerung bei Herz- und Kreislaufschwächen", Seite 153

Besondere Herzsensationen und Herzrhythmusstörungen

Gefühl, das Herz bliebe stehen, wenn man sich nicht bewegt. Man hat den Drang, sich zu bewegen	**Gelsemium D4-C200** auch **Rhus toxicodendron D12-C200,** wenn Gelsemium keinen Erfolg zeigt
Gefühl, das Herz bliebe stehen, sobald man sich bewegt. Man hat den Drang, sich ruhig zu verhalten, denn bei Bewegung tritt das subjektive Empfinden des Herzstillstandes ein	**Digitalis D4-D12**
Herzstolpern, bei dem man das Gefühl hat, als ob das Herz immer wieder aufhöre zu schlagen und dann mit einem Ruck plötzlich wieder einsetzt	**Aurum metallicum D8-C200, LM18**

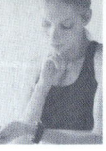

Gefühl des Herzstolperns, als würde das Herz sich überschlagen. Meist mit Einschnürungsgefühl am Hals (Halsengegefühl) oder in der Brust. Man kann am Hals nichts Enges (Kragen, Pullover) vertragen, oft vegetativ ausgelöste Rhythmusstörungen	**Lachesis D12-C200, LM18** zusammen mit **Belladonna D6-C200, LM18**

Ergänzende Kapitel:

- „Leistungssteigerung bei Herz- und Kreislaufschwächen", Seite 153
- „Überanstrengung, Übertraining des Körpers", Seite 81

Heuschnupfen (allergische Rhinitis) und Schnupfen

Erkältungsbedingter Schnupfen und Heuschnupfen sind zwar in der Ursache verschieden, im Beschwerdebild aber oft gleich, so dass beides wegen der Ähnlichkeit in den meisten Fällen mit den gleichen homöopathischen Arzneien behandelt werden kann.

Immer mehr Menschen leiden am so genannten Heuschnupfen. Bei sonnigem Wetter oder Wind ist es für die betroffenen Personen oftmals nicht möglich, sich im Freien aufzuhalten. Freizeitbeschäftigung oder sportliche Betätigung kann außerhalb geschlossener Räume zur Qual oder unmöglich werden. Durch die Allergie auf die Pollen von Blüten und Gräsern treten verschiedene Symptome wie Schnupfen, Nasenverstopfung, Augentränen, Niesanfälle, Halsjucken oder in Extremfällen sogar Atemnotstände auf. Diese heftigen Beschwerden sind auch vielfach durch mehrjährige ärztliche Desensibilisierungsbehandlungen nicht auszuheilen.

Mit Hilfe der Homöopathie ist es bei gut gewählten Mitteln fast immer möglich, die Symptome zum Verschwinden zu bringen oder wesentlich zu mildern. Es gibt eine Vielzahl homöopathischer Arzneien, die – je besser sie die Modalitäten des Beschwerdebildes decken – rasch zur Beschwerdefreiheit führen.

In der nachfolgenden Tabelle sind den vielseitigen Schnupfensymptomen die entsprechenden Arzneimittel zugeordnet. Durch ein Kreuzchen ist gekennzeichnet, welche Symptome das Arzneimittel abdeckt. Dasjenige Mittel, welches die meisten Ihrer Beschwerden beinhaltet, verspricht die besten Heilungschancen. Das in Klammer gesetzte Kreuzchen (x) zeigt an, dass dieses Symptom nicht zwingend bei einem Mittel vorhanden sein muss.

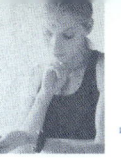

Heuschnupfen- und Schnupfen-mittel	Potenz	Tränen mild	Tränen scharf	Jucken, Kratzen: Augen	Nase	Hals/Rachen	Ohren	Schnupfen: wässrig	scharf	mild	zäh	Nase verstopft	Niesen	Geruchsverlust	Geschmacksverlust	Kälte besser	Kälte schlechter	Wärme besser	Wärme schlechter
Wyethia	D6–D12			×	×	×	×	×				×							
Sabadilla	D6–D12		×	×	×	×	×	×	×				×				×	(x)	
Ranunculus bulbosus	D8–D12, LM6		×	×	×	×	×	×	×			(x)							
Pulsatilla	D6–D12, LM6–LM18	×			×		×	×		×	×		×						×
Psorinum	D12–D30, LM6–LM18		×	×	×		×	×					×				×	×	
Nux vomica	D6–D12			×		×	×	×			tags	nachts	×				×		
Luffa	D4–D12							×	×			×							×
Kalium jodatum	D8–D12, LM6–LM18		×	×				×	×	×	(x)	×	×						×
Kalium bichromicum	D6–D12, LM6–LM18		×	×	(x)	×	×	×	(x)		×	×	×	×	×		×		
Euphrasia	D6–D12		×	×			×	×	×	×									×
Euphorbium	D4–D12		×	×				×		×	×						×		
Cardiospermum	D3–D12			×	×							×		×					
Bromum	D8–D12		×			×	×	×	×	×	(x)								×
Arundo	D6–S12		×	×		×	×	×	×		(x)		×	×					
Arum triphyllum	D6–D12		×	×		×		×	×	×		×							×
Arsenicum album	D8–S12	×	×	×	×	×		×	×	×		×	×	×			×	×	
Aralia	D4–D12	×		×		×		×	×			×	×				×	×	
Allium cepa	D6–D12, LM18	×	(x)	×	(x)	×	×	×	×	(x)		(x)				×			×

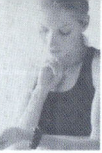
Impfungen

Impfmaßnahmen sind manchmal notwendig, um sich vor schweren Infektionen zu schützen. Je nach Impfstoff werden manche Impfungen wegen möglicher Nebenwirkungen jedoch kritisch betrachtet.

Zur Vermeidung von Impffolgen wird manchmal eine Nosode empfohlen. Eine Nosode ist eine homöopathische Zubereitung aus dem Krankheitsstoff beziehungsweise aus dem Krankheitserreger. Hier sollten Sie den homöopathischen Fachmann fragen.

Vorbeugung gegen Impfschäden und Impffolgen bei allen Impfungen	**Thuja C30-C200** **Silicea C30-C200** Die Mittel werden *sofort nach* der Impfung und *nochmals* 8 Tage danach verabreicht.
Zur Kompensation und Ausleitung von körperbelastenden Substanzen, grundsätzliches Entgiftungsmittel	**Okoubaka D1-D6** 4 x täglich eine Dosis über zwei Wochen

Insektenstiche und Insektenbisse

Allgemeine Therapiegrundsätze

Insektenstiche durch Schnaken, Bienen, Wespen und dergleichen können je nach Anzahl (Massenstiche) und der Lokalität (Schläfen, Venen, Mund-, Nasen-, Rachenraum, Luftröhre) durch die hinzukommende Schwellung und den Schmerz sehr behindernd oder sogar gefährlich werden. Harmlose Stiche kann man selbst behandeln. Der eventuell stecken gebliebene sichtbare Stachel wird vorsichtig entfernt. Gefährlich werden Insektenstiche, wenn Bienen oder Wespen in den Nasen-Rachenraum gelangen und der Stich eine Schwellung in den Luftwegen mit nachfolgender Atembeengung hervorruft. In seltenen Fällen kommt es auch zu überschießenden Reaktionen des gesamten Körpers mit Fieber und Frösteln, wie dies bei den allergischen Reaktionen bekannt ist. Im äußersten Fall kann das Insektengift bis zum *anaphylaktischen Schock* mit Kreislaufversagen führen. In solchen allergischen Fällen, wo eine bedrohliche Reaktion eintritt, besteht eine Notfallsituation! *Es sollte sofort ein Arzt aufgesucht werden.*

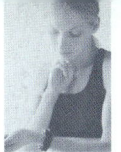

Gleichzeitig haben sich aber auch hier homöopathische Mittel **(Ledum, Apis, Calcium carbonicum)** als *Sofortmittel* bewährt, die – frühzeitig eingesetzt – in der Regel eine gefährliche Situation verhüten oder wesentlich abschwächen.

Hat man gerade bei einem Insektenstich seine homöopathischen Arzneimittel nicht bei sich, kann man sich mit einem anderen Naturheilmittel helfen (siehe **„Zusätzliche Maßnahmen bei Insektenstichen"** am Ende dieses Kapitels).

Bei Akutzuständen und allergischen Reaktionen sollten die homöopathischen Mittel sofort und wiederholt in kurzen Abständen bis zur Besserung im Wechsel genommen werden. Bei allergischen Reaktionen kann eine Notfallsituation entstehen, die vom Arzt überwacht werden muss.

Basismittel bei Stichen aller Art (Mücken-, Schnaken-, Wespen-, Bienen-, Skorpion-, Seeigelstiche usw.), Stichwunde kalt, blass-bläuliche Verfärbung	**Ledum D6-C200, LM18**
Rot glänzende, pralle Schwellung (Aussehen wie nach Bienenstich) und Verlangen nach kühlem Umschlag an der Stichstelle. Auch bei oder zur Verhütung allergischer Reaktionen mit Frösteln, Atemnot, Herzklopfen, Kreislaufschwäche	**Apis D12-C200, LM18**
Bei Wespen und Hornissenstichen, heftige Rötung und Schwellung, ähnlich wie bei Apis, jedoch starkes Brennen und Jucken	**Vespa crabro D8-C200, LM18**
Vorbeugend nach dem Stich bei Personen mit besonderer Schwellungsbereitschaft und bekannten allergischen Reaktionen, zur Abdichtung der Zellen und Regulation des Kalziumhaushaltes	**Calcium carbonicum C200, LM18**

Blutvergiftung (Sepsis) nach Insektenstichen

Siehe Kapitel „Blutvergiftung (Sepsis) und Wundinfektion", Seite 24, „Wunden", Seite 45

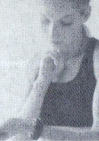

Zusätzliche Maßnahmen bei Insektenstichen

Spitzwegerich	Sofort nach dem Insektenstich drückt man frische, saftig zerriebene Blätter vom Spitz- oder Breitwegerich auf die Stichstelle. Der Pflanzensaft des Spitzwegerichs wirkt spezifisch und antibiotisch, so dass eine bösartige Entwicklung erst gar nicht einsetzen kann. Die Anwendung von Spitzwegerich wurde schon in den medizinischen Schriften der **Heiligen Hildegard von Bingen** beschrieben. Spitzwegerich wächst in der Regel auf jeder Wiese und an Wegrändern und ist sofort verfügbar.
Zwiebelscheiben	Weiterhin helfen frisch geschnittene Zwiebelscheiben auf die Stichwunde gebunden.
Quark	Bei entzündlicher Schwellung haben sich außerdem Wickel mit Magerquark (in Bayern als Topfen) bewährt. Der Quark wird in dicken Portionen löffelweise aufgetragen und darüber ein feuchtes Tuch gebunden.
Essigsaure Tonerde	Rasch abschwellend und entzündungshemmend wirken Umschläge mit essigsaurer Tonerde, flüssig oder als Gel.

Magen-Darm-Störungen

Gemeint sind hier die Magen-Darm-Störungen mit dem Zustand von Übelkeit, Völlegefühl, eventuell Erbrechen und Durchfall, verursacht durch den Genuss von verdorbenen oder nicht verträglichen Speisen wie Fleisch, Fisch, fettem Essen, Eiscreme, zuviel alkoholischen Getränken und Arzneimitteln (Schmerzmittel, Schlafmittel). Hier kann man sich rasch von der Wirksamkeit der homöopathischen Mittel überzeugen.

Bekanntermaßen treten auch durch Umstellung des Essens, etwa bei Reisen in fremde Länder, oftmals Magen- und Darm-Störungen *(Gastroenteritis)* mit vehementen Durchfällen und Erbrechen auf.

Allgemeine Verdauungsstörungen

Völlegefühl, Aufblähung, Essen liegt wie „Stein" im Magen, Verdauungsschwäche von Leber, Magen und Darm	**China D6-D200**

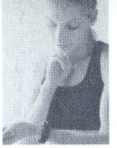

Völlegefühl unmittelbar nach dem Essen, Blähungen und Geräusche im Unterbauch, Mangel an Verdauungssäften, Darmträgheit, Leberstörung	**Lycopodium D6-D12, LM18**
Altbewährtes und bekanntes Mittel bei krampfartigen Bauchschmerzen und Verdauungsstörungen jeder Art, nach Durcheinanderessen und üppigen Mahlzeiten oder zu viel alkoholischen Getränken („Katermittel")	**Nux vomica D4-D12, LM18** bewährt sowohl bei Verstopfung als auch bei Durchfall
Entgiftungsmittel zum Ausleiten und Kompensieren von belastenden Nahrungsmitteln, Bakterien- und Umweltgiften	**Okoubaka D2-D12**

Mit Durchfall

Vor wichtigen Terminen (z. B. Wettkampf, Auftritt, Prüfung)	**Argentum nitricum D12-D200**
Verdorbener Magen nach verdorbenen Speisen (Fleisch, Fisch, Eiscreme) oder nach kalten Getränken mit Übelkeit und Durchfall, Schwäche, Gesichtsblässe	**Arsenicum album D6-D200, LM18**
Plötzlich wässriger Durchfall, Gurgeln im Darm, krampfartige Magen-Darmschmerzen, Stuhldrang	**Cuprum metallicum D12-D200, LM18**
Durchfälle und Verdauungsstörungen nach fettigen, öligen oder gebratenen Speisen, Aufstoßen, Völlegefühl	**Pulsatilla D6-D200**
Rapide Durchfälle mit auffallender Kreislaufschwäche, Kollapsneigung, Kälte des Körpers und kalter Stirnschweiß	**Veratrum album D6-C30, LM18**

Wer seine Empfindlichkeit von Magen und Darm bei Essensfehlern schon kennt, dem ist in solchen Situationen zu empfehlen, nach jedem Essen vorsorglich 5–10 Tropfen Nux vomica D4 oder D6 und Pulsatilla D6-D12 einzu-

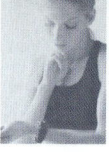

nehmen, wenn er sein persönliches Mittel nicht kennt. Viele Verdauungsprobleme können damit verhütet werden.

◆ Hinweise:

Bei manchen Menschen wird Übelkeit und Erbrechen ausgelöst, wenn sie ein Fortbewegungsmittel (Auto, Bus, Flugzeug und dergleichen) benutzen: siehe Kapitel „Reisekrankheit", Seite 121.

Nasenbluten

Nasenbluten ist bei Bewegungsaktiven relativ häufig. In Freizeit und Sport ist eine der häufigsten Ursachen des Nasenblutens die Verletzung. Körperliche Anstrengung oder heftiges Schnäuzen lassen oftmals im ersten Drittel der Naseneingangs oberflächlich liegende dünnwandige Gefäße aufbrechen. Bei häufig wiederkehrendem Nasenbluten ohne erkennbaren Grund, sollten auch Allgemeinerkrankungen, etwa Bluthochdruck oder Blutgerinnungsstörungen, als Ursache ausgeschlossen werden.

Heftige massive Blutungen im Schwall, die nicht aufhören, erfordern *ärztliche Behandlung*. Bis dahin haben sich Notmaßnahmen, wie etwa Kompression oder kaltes Wasser in den Nasengang einziehen oder kaltes, feuchtes Tuch auflegen, bewährt. Als weiteres mechanisches Hilfsmittel rollt man ein sauberes Stofftaschentuch dünn zusammen, schiebt es in den Nasengang und drückt von außen fest gegen die Nasenflügel. Je nach Art der Ursache kann das Nasenbluten mit homöopathischen Mitteln therapiert werden.

Bewährte Mittel im Akutfall, Sickerblutungen	**Phosphorus D12, LM6-LM18** **China D12, LM6-LM18**
Nasenbluten durch Verletzungen (z. B. Schlag, Stoß, Nasenbohren)	**Arnica D6-D12**
Bluten ohne erkennbare Ursache, dunkles Blut, Venenstauung in der Nase	**Hamamelis D6, LM18**
Lokale Stauung in der Nasenschleimhaut, hellrote Blutung	**Trillium pendulum D12**

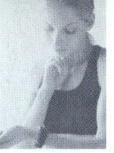

Nasenbluten beim Schnäuzen durch kleine Schleimhautverletzungen, bei Schnupfen und Infekten	**Lachesis D12, LM18**
Nasenbluten bei und nach körperlicher Anstrengung	**Rhus toxicodendron D12-C30**
Blasses Gesicht, häufige Anfälle von Nasenbluten	**Carbo vegetabilis D8-D12, LM18**
Gesichtsröte, Blutandrang im ganzen Gesicht, Venenstauung in der Nase	**Ferrum metallicum D8-D12, LM18**
Bei allgemeiner konstitutioneller Bindegewebsschwäche	**Calcium carbonicum D12-D200, LM18** (Gefäßabdichtungsmittel)
Bluten mit Druckgefühl in der Nasenwurzel	**Millefolium D3-D12,** wenn andere Mittel erfolglos waren

Ergänzendes Kapitel:

„Blutungen", Seite 24

Reisekrankheit

Bei manchen Menschen werden Übelkeit, Erbrechen oder Schwindel bei Reisen mit dem Auto, Schiff oder Flugzeug ausgelöst. Sie reagieren auch mit Kreislaufstörungen sensibel auf die Fahr- oder Schaukelbewegungen. Homöopathische Mittel, am Tag vor und bei der Reise genommen, können auf unschädliche Weise Abhilfe schaffen.

Seekrankheit, Gesichtsblässe, kalte Haut, heftige Übelkeit und Schwäche, Besserung durch Öffnen der Kleider, durch Liegen und frische Luft	**Tabacum D12-D200, LM18**
Übelkeit, Drehschwindel, Zittern, Schwäche, Ekel vor Essen und Essensgerüchen	**Cocculus D6-C200, LM6-LM18**
Übelkeit, Sodbrennen, Bauchschmerz, Schwäche, Schwindel beim Kopfdrehen	**Conium D4-C200, LM6-LM18**

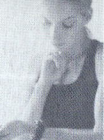

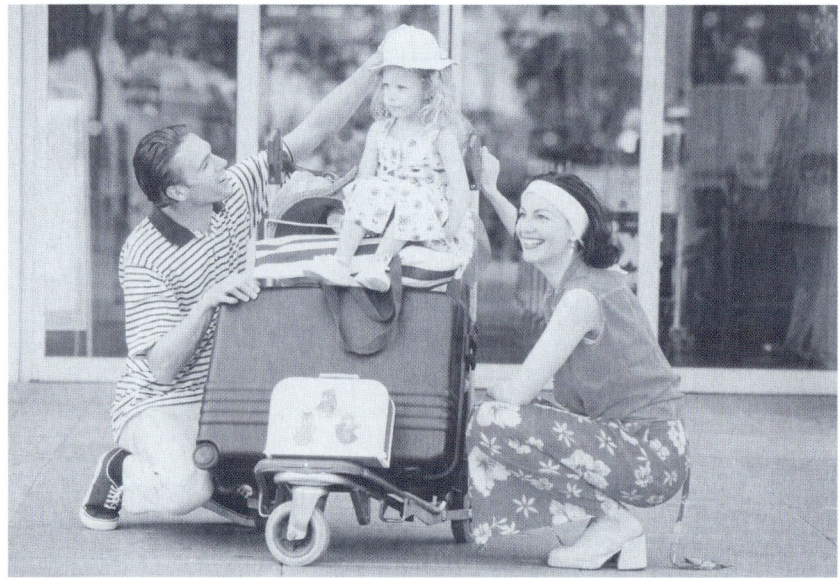

Homöopathische Mittel helfen gegen viele Beschwerden auf Reisen.

Kreislaufstörungen, Blutdruckabfall, Schwäche, Durchfall, kalter Schweiß auf Stirn und Nase	**Veratrum D6-D12, LM6-LM18**
Erbrechen, Blähungen, Aufstoßen, allgemeine Magen-Darm-Empfindlichkeit	**Nux vomica D4-C200, LM6-LM18**
Übelkeit schon beim Anblick von Schaukelbewegungen, z. B. Schiff, Boot, Auto, Bus, Erbrechen, Furcht vor Abwärtsbewegungen	**Borax D6-C200, LM6-LM18**

Ergänzendes Kapitel:

„Magen-Darm-Störungen", Seite 118

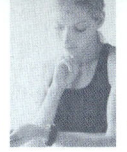

Schlaflosigkeit

Ursachen und Zusammenhänge

Die Erfahrung lehrt, dass Schlaflosigkeit nicht nur eine Sache von mehr oder weniger körperlicher Müdigkeit ist. Vielmehr ist die Ursache von Schlaflosigkeit oft in psychovegetativen Störungen zu suchen. Viele Menschen leiden, sobald sie ins Bett gehen, an heftiger Gedankenflut, positiver wie negativer Art, und Nervosität.

Selbst Gedanken von kleinen Tagesereignissen lassen sich nicht abschalten und krabbeln wie Ameisen, kaum hat man sie abgeschüttelt, wieder die Beine hoch.

Vielfach sind es die Probleme des Alltags wie Sorgen, Kummer, Angst, Ärger, ungelöste Konflikte oder aufregende Neuigkeiten. So kann das Zubettgehen zum Stress werden, weil der Schlafsuchende nicht abschalten kann.

Oftmals wird der Versuch gemacht, mit chemischen Schlafmitteln und Psychopharmaka das vegetative Nervensystem ruhig zu stellen. Verständlicherweise wird man mit Psychopharmaka auch in den Schlaf versetzt. Es geht jedoch um den erfrischenden, erholsamen Schlaf. Chemische Sedativa haben den Nachteil, zugleich die positive Aktivität zu hemmen. Müdigkeit und Konzentrationsschwäche als negative Nebenerscheinung können sogar nach dem Schlaf bis in den Tag hinein weiterwirken.

Beim Arbeiten und sportlicher Betätigung oder bei Prüfungen und Examina, die die volle Konzentration erfordern, ist deswegen von derartigen chemischen Beruhigungsmitteln grundsätzlich abzuraten. Bei überreaktiven Zuständen von Angst und Lampenfieber, Ärger oder Unruhe, denen jeder Mensch bei Stresssituationen normalerweise ausgesetzt ist, sind in der Regel die homöopathischen Arzneimittel, frei von Nebenwirkungen, allen anderen Sedierungsmitteln überlegen.

Chemische Beruhigungsmittel sollten den schweren, sonst nicht behandelbaren Fällen vorbehalten bleiben. Gerade bei Schlafproblemen, hervorgerufen durch Störungen der Psyche und des vegetativen Nervensystems, hat die Homöopathie große Möglichkeiten, harmonisierend auf die gestörte Geistes- und Gefühlswelt zu wirken und einen erfrischenden und natürlichen Schlaf herbeizuführen. Nach Einnahme eines homöopathischen Mittels erwacht man ausgeruht und frei von Nebenwirkungen.

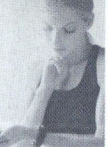

Erregung, Furcht, Herzunruhe, Lampenfieber, akute Entzündung	**Aconitum C30, LM18**
Unverdauter Zorn, Wut, übermäßige Schmerzempfindungen	**Chamomilla D6-D12, LM18**
Hellwach, übernervös, so, als hätte man zu viel Bohnenkaffee getrunken	**Coffea C30, LM18**
Aufregende Neuigkeiten und Nachrichten, Lampenfieber, Erwartungsängste	**Gelsemium D4, LM18**
Unterdrückten Ärger, ungelöste Konflikte, Beleidigungen, gestörte zwischenmenschliche Beziehungen	**Staphisagria D12, LM18**
Die gleichen ärgerlichen Gedanken kommen immer wieder zurück.	**Natrium muriaticum D12-C30, LM6-LM18**
Hektik, Panik vor bestimmten Situationen, angstvolle Vorstellungen	**Argentum nitricum D12, LM18, C200**
Furcht im Dunkeln und bei Gewitter und bei hellseherischen Vorstellungen, kann nicht auf der linken Seite liegen	**Phosphorus D12, LM6-LM18**
Nächtliches Umherwandeln	**Rhus toxicodendron D12, LM18**
Nächtliche Bein- und Wadenkrämpfe	**Cuprum metallicum D6, D12**
Unruhige, zuckende Beine, die den Schlaf stören	**Zincum metallicum D6**
Schmerzzustände, die den Schlaf rauben, z. B. nach Verletzungen oder Operationen (siehe Seite 32 und 38)	**Aconitum C30, LM18** **Chamomilla D6-D12, LM18** **Coffea C30, LM18**

◆ Hinweis:

Bestehen Einschlafschwierigkeiten oder wenn der Schlaf durch häufiges Erwachen unterbrochen wird, ist es zweckmäßig, das passende Mittel am Abend in Wasser aufzulösen und vor dem Zubettgehen oder bei jedem Erwachen einen Schluck davon zu trinken. In der Regel wird sich ein natürlicher Schlaf oft schon an den ersten Tagen der Einnahme einstellen.

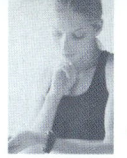

Ergänzende Kapitel:

„Angst und Lampenfieber bei Wettkampf und Stress", Seite 85, „Leistungssteigerung bei Störung von Psyche und des vegetativem Nervensystem", Seite 156

Schwäche- und Erschöpfungszustände (Leistungsminderung und Leistungsabfall)

In Freizeit und Sport kann eine Leistungsminderung durch Schwäche- und Erschöpfungszustände verursacht sein. In der Regel treten Schwäche- und Erschöpfungszustände nach körperlicher Überanstrengung, ebenso nach Krankheit auf. Auch Menschen mit viel Stress und psychischen Problemen, mit schwacher Körperkonstitution, verminderten Abwehrkräften, mit unerkannten versteckten Herden oder nicht ausgeheilten Viren- und Bakterieninfekten zeigen gehäuft Erschöpfungszustände und Leistungsschwächen. Treten Schwäche und Erschöpfung ohne klar erkennbaren Grund auf, sollte eine ärztliche Untersuchung Klarheit verschaffen.

Erschöpfungs- und Schwächezustände sind homöopathisch gut behandelbar. Die in der Tabelle aufgeführten Mittel sind in den Kapiteln „Leistungsverbesserung" ausführlich beschrieben (siehe Seite 143 bis 180).

Nachfolgend ist die homöopathische Behandlung der allgemeinen Schwäche- und Erschöpfungszustände in der Übersicht dargestellt.

Erschöpfung und Muskelschwäche nach körperlicher Überanstrengung	**Arnica D4-D12** **Bryonia D4-D12** **Rhus toxicodendron D4-D12**
Lähmungsartige Schwäche, benommen, matt, innerlich und äußerlich zittrig, auch Muskelzittern, wenn man sich verausgabt hat	**Stannum D8-D12, LM6-LM18** **Gelsemium D4-D12, C30** **Acidum phosphoricum D6, LM18**
Allgemeine Schwäche, Müdigkeit, Schwindel und Benommenheit, Übernächtigung	**Conium D4-D8** **Cocculus D4-D8** **China D4-D12** **Helleborus D4-D12, LM18**
Wenn man am Ende seiner körperlichen Kräfte ist und man fürchtet, sich nicht mehr zu erholen	**Arsenicum album D6-C200** **Kalium silicium D8-D12** **Acidum aceticum D4-D12** **Stannum D8-D12, LM6-LM18**

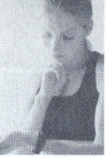

Konstitutionell eingeschränkte Leistungsbreite bei schwachem Körperbau, zum Aufbau der körperlichen Leistungskraft	**Silicea D4-D12** **Calcium carbonicum D4-C200** **Phosphorus D4-D12, C200** **Tuberculinum (Koch) C100, C200**
Herz-Kreislauf-Schwäche, Fehlregulation des Blutdrucks. Bei der akuten Kreislaufschwäche werden diese Mittel bis zur Behebung der Situation im 10-Minuten-Abstand eingenommen	**Arnica D4-D12** **Crataegus Urtinktur** mehrmals täglich 30 Tr. **Cactus D4-C30** **Veratrum album D6-C30** **Haplopappus D4-D12** **Arsenicum album D4-D12, LM18** **Bryonia D6-D12**
Bei geschwächter Immunlage und zur Steigerung der Widerstandskraft und der Abwehrkräfte, nach grippalen Infekten	**Echinacea Urtinktur** mehrmals täglich 30 Tr. **Tellurium D4-D12** **Conium D4-D12** **Crotalus horridus D6-C30** **Baptisia D3-D8** **Acidum fluoratum D8-D12, LM18** **Acidum phosphoricum D6, LM6-LM18** **Arsenicum album D4-D12** **Barium carbonicum D4-D12, C200** **Kalium phosphoricum D6-D12, LM18**
Psychovegetative Schwächen, nervöse Erschöpfung und Erregung, emotional-geistige Ursache	**Acidum phosphoricum D6-D12** **Acidum picrinicum D4-D12** **Aconitum D6-C30, LM18** **Antimonium crudum D6-C200, LM6-LM18**
Erschöpfung bei Panikattacken, Hektik, Lampenfieber, mangelndem Selbstvertrauen, angstvollen Vorstellungen, unterdrücktem Ärger, charakterlichen Schwächen	**Argentum nitricum D8-C200, LM18** **Arsenicum album D4-C200, LM18** **Chamomilla D6-C1000, LM18** **Gelsemium D4-D12, C30** **Ignatia D4-C200, LM18** **Natrium muriaticum D8-C1000, LM18** **Staphisagria D8-C200, LM18** **Sulfur D12-C200, LM6-LM18**
Erschöpfungszustände bei Herden und Störfeldern	**Hepar sulfuris D4-D12** **Kalmia D4-D12** **Phytolacca D6-D12** **Silicea D4-D12** **Sulfur D4-D12**

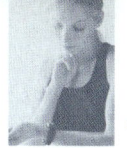

◆ Hinweis:

Die Arzneimittel der vorstehenden Tabelle werden in folgenden Kapiteln detailliert beschrieben, so dass Sie das passende Arzneimittel auswählen können.

Ergänzende Kapitel:

- „Leistungssteigerung bei Erschöpfungszuständen und Muskelschwächen", Seite 146
- „Leistungssteigerung bei Herz- und Kreislaufschwächen", Seite 153
- „Leistungssteigerung bei Störungen von Psyche und vegetativem Nervensystem", Seite 156
- „Leistungssteigerung bei Schwächen der Konstitution und der körperlichen Veranlagung", Seite 169
- „Leistungssteigerung bei Schwäche des Immunsystems und der Abwehrkräfte", Seite 173
- „Leistungssteigerung durch Beseitigung von Herden und Störfeldern", Seite 179

Schweiß, übermäßiges Schwitzen

Bei körperlicher Aktivität wird normalerweise Schweiß gebildet. Hierdurch reguliert unser Körper die ansteigende Körperkerntemperatur und scheidet gleichzeitig Schlackenstoffe und Gifte aus. Jedoch gehen dabei auch Mineralstoffe und Salze verloren, die bei Sportlern gegebenenfalls ersetzt werden müssen.

Störend wirkt eine oft persönlich und die Mitmenschen belästigende Geruchsentwicklung bei abnormer Schweißentwicklung. Zum Arzt sollte man gehen, wenn eine Erkrankung als Ursache vermutet wird.

Homöopathische Aspekte

Wir kennen zudem ein auffälliges, unnormales Schwitzen bei der kleinsten Anstrengung, bei Kreislaufschwäche, Erschöpfung, bei Nervosität und Angst oder auch nach fieberhaften Infekten. Eine übermäßige Schweißneigung kann sich individuell und verschiedenartig äußern. Hier versucht man, das individuelle homöopathische Mittel unter Berücksichtigung der besonderen Auffälligkeiten, zum Beispiel Geruch, Ort und Ursache des Schweißes, he-

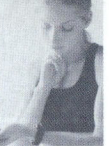
rauszufinden. In aller Regel lässt sich krankhaftes Schwitzen mit homöopathischen Arzneimitteln behandeln. Die Mittel müssen jedoch manchmal über einen längeren Zeitraum gegeben werden.

Zum Auffinden des homöopathischen Mittels vergleichen Sie die verschiedenen Rubriken miteinander und wählen Sie dasjenige Mittel aus, welches bei Ihrem Schwitzen am häufigsten zutrifft und die Symptome am ehesten abdeckt.

Übermäßiges Schwitzen an bestimmten Körperteilen (Lokalisation)

Nur an Gelenken	**Ammonium carbonicum D6-D12, LM18**
Nur an den Armen oder Achselhölen	**Petroleum D6-C30, LM18**
Nur am Brustbein (Mitte d. Brust)	**Graphites D6-C200, LM18**
Nur Kopfschweiß, auch bei Kindern, besonders nachts im Schlaf	**Calcium carbonicum D6-C200, LM18** **Silicea D4-C200, LM18**
Nur Hinterkopfschweiß	**Acidum phos. D6-D12, LM18** **Calcium carbonicum D6-C200, LM18**
Nur Fußschweiß und Handschweiß	**Silicea D6-C200, LM18** **Calcium carbonicum D6-C200, LM18** **Sulfur D6-D12**
Nur eine Körperseite • meist Männer • meist Frauen	 **Nux vomica D6-C200, LM18** **Pulsatilla D6-C200, LM18**
Schwitzen ständig, Tag und Nacht am ganzen Körper	**Hepar sulfuris D6-D12, LM18** **Mercurius solubilis D12-C30, LM18**
Schwitzen unter den Achseln, auch bei klimakterischen Frauen	**Sepia D8-D12, LM18** **Calcium carbonicum D12, LM18**

Schwitzen und Schweißneigung nach der Ursache

Niedriger Blutdruck, Kollapsneigung, kalter Schweiß auf Stirn und Nase, Frösteln	**Veratrum D6, LM18**

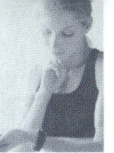

Kalter Schweiß, Eiseskälte der Haut, Totenblässe verbunden mit Herzklopfen, Schwindel, Übelkeit, bei Reisekrankheit	**Tabacum D6-D12, LM18**
Bei Angst und Schreck, Schock, Kreislaufkollaps, Erschöpfung	**Arsenicum album D6-C200, LM18**
Heftiges Schwitzen nur beim Essen	**Mercurius solubilis D12-C200, LM18**
Ängstliche Grundstimmung, nervöser Schweiß in der Entwicklungszeit von Kindern und Jugendlichen, dicke, pastöse Personen, besonders Schweiß an der Handinnenfläche und Kopf, bei leichter körperlicher und geistiger Anstrengung. Konstitutionsmittel!	**Calcium carbonicum D6-C200, LM18**
Bei allgemein schwächlichen, zartgliedrigen Menschen, sowohl in der Wachstumsphase als auch im Alter bei leichter Anstrengung	**Silicea D6-C200, LM18**
Schweiß bei Angst vor Wettkämpfen, Prüfungen und geistigen Aufgaben	**Strophanthus D8-D12, LM6**
Schwitzen bei Zornausbruch	**Chamomilla D12-C200, LM18** **Sepia D12-C200, LM18**
Schweiß bei körperlicher und geistiger Erschöpfung, allgemeiner Schwäche, nach langen seelischen Belastungen	**Acidum phosphoricum D6-D12, LM6**

Schweiß nach fieberhaften Infekten und Krankheiten

Bei nicht vollständig ausgeheilten fieberhaften und grippalen Infekten oder nach schwächenden Allgemeinentzündungen bleibt oftmals die Neigung zu Schweißausbrüchen zurück. Dies ist häufig ein Zeichen der unvollständigen Ausheilung des vorausgegangenen Infektes.

Unnatürliches Schwitzen nach abgelaufenen fieberhaften Erkrankungen	**Belladonna D6-C200, LM18 oder Sulfur D8-D12***, wenn Belladonna keine Wirkung zeigt, einmal täglich eine Gabe

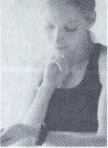

Nach Lungen- und Rippenfellentzündung	**Bryonia D4-C30, LM18**
Nach Erkältungskrankheiten durch Nässeeinwirkungen	**Dulcamara D6-C200, LM18** **Rhus toxicodendron D6-C200, LM18**
Nach Operationen und lang anhaltenden Infekten	**China D6-D12, LM18**

Schweiße nach der Art

Nachts im Bett, im Schlaf	**Calcium carbonicum D6-C200, LM18** **Mercurius solubilis D12, LM18** **Acidum phosphoricum D12-C200, LM18**
Starker Geruch, stinkend, widerlich	**Hepar sulfuris D6, D12, LM18** **Mercurius solubilis D12, LM18** **Petroleum D12-C200, LM18**
Säuerlicher Geruch	**Bryonia D6-D12, LM18** **Calcium carbonicum D12-C200, LM18** **Hepar sulfuris D8-D12, LM18**
Süßlicher Geruch	**Caladium D6-D12**
Urinhafter Geruch	**Acidum nitricum D12-C200, LM18**
Stinkende Ausdünstungen am ganzen Körper, unreine Haut	**Sulfur D8-D12*** einmal täglich eine Gabe
Klebriger, stark riechender Schweiß	**Mercurius solubilis D12, LM18**
Farbiger Schweiß (rötlich)	**Lachesis D12, LM18**
Schweiß färbt die Wäsche gelb	**Graphites D6, D12, LM18** **Mercurius solubilis D12, LM18**

* Sulfur ist ein tief greifendes Mittel, welches auch alte, unterdrückte Krankheiten wieder hervorbringt. Deshalb wird empfohlen, Sulfur in großen Abständen (zwei bis drei Wochen), also in seltenen Gaben, zu verabreichen. Sulfur klärt die Situation, wenn ein anderes, gut gewähltes Mittel keine Wirkung zeigt. Bei Einnahme über einen längeren Zeitraum sollte der Fachmann gefragt werden!

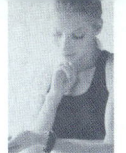

Sonnenallergie

Es gibt eine Reihe von Menschen, die selbst bei geringer Sonnenbestrahlung allergische Hautreaktionen mit Rötung, Jucken oder kleinen Pusteln zeigen. Der Aufenthalt an der Sonne bei unbedecktem Körper wird schon nach kurzer Zeit für sie unerträglich. Auch Sonnenschutzmittel können diese allergische Reaktion nicht ausreichend verhindern.

Nach praktischer Erfahrung haben sich vier homöopathische Arzneimittel zur Verhütung der allergischen Reaktionen als brauchbar erwiesen.

Basistherapie	**Calcium carbonicum D6-D12** **Urtica urens D4-D8** **Lachesis D8-D12** **Hypericum D8-C30, LM18**

Calcium carbonicum
ist ein Gegenregulationsmittel im Sinn einer antiallergischen Stimulation. Das Mittel dient zur Abdichtung der Zellmembranen bei allergischen Reaktionen. Es reguliert den Kalziumstoffwechsel. Auch zur Vorbeugung einer allergischen Überempfindlichkeit.

Urtica urens
verhindert juckende und brennende Hautschwellungen und allergische Rötungen. Hilft auch bei der allergischen Nesselsucht.

Lachesis
wirkt bei allgemeiner Überempfindlichkeit gegen Sonnenbestrahlung, wenn die Sonne Hitzewellen und Hitzestau zum Kopf verursacht. Eng anliegende Kleider sind unerträglich.

Hypericum
vermindert die allgemeine Empfindlichkeit der Haut auf Sonnenlicht. Auch zur Vorbeugung geeignet, wenn man sich der Sonne aussetzt.

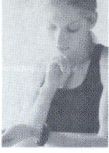

Sonnenbrand

Empfindliche Personen können sich schnell einen Sonnenbrand holen, wenn sie sich ohne Hautschutzmittel der Sonne aussetzen. Die Verbrennung der Haut verläuft zunächst unbemerkt. Man sollte bedenken, dass bei einem kühlenden Wind der Verbrennungsvorgang bei intensiver Sonnenbestrahlung nicht verspürt wird.

Wegen der Zunahme von Hautkrebserkrankungen sollte man sich nicht ungeschützt über längere Zeit intensiven Sonnenstrahlen aussetzen.

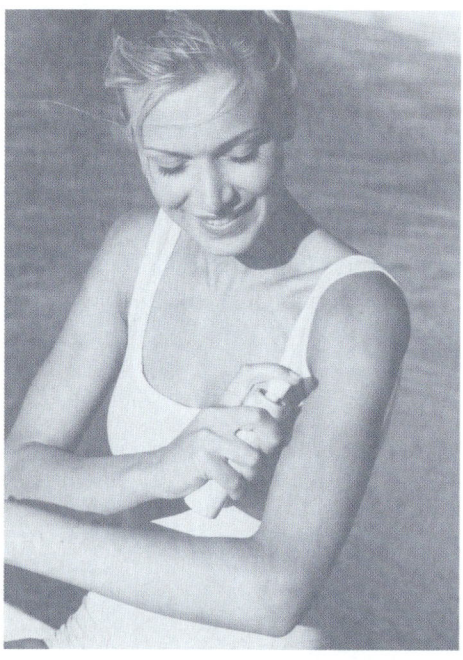

Beugen Sie dem Sonnenbrand mit einem ausreichenden Sonnenschutz vor.

Trockene, heiße, berührungsempfindliche Haut, Gesicht rot, fiebriges und fröstelndes Gefühl, starke nervöse Ruhelosigkeit gegen Abend und nachts, viel Durst auf kaltes Wasser	**Aconitum D12-C30, LM18** Mittel für die erste akute Sonnenbrandphase
Aufgedunsene, rot glänzende, wassersüchtige Haut, mit brennenden und	**Apis D4-C30, LM18**

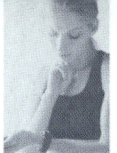

stechenden Schmerzen, ähnlich wie bei einer Schwellung durch Bienenstich. Kalte Umschläge oder kühler Wind bessern. Wenig Durst	
Rötliche, aufgetriebene Haut, Brennen, Stechen, Jucken wie durch Brennnesseln, kleine Bläschenbildung. Im Gegensatz zu Apis ist Kälte oder kaltes Wasser unangenehm.	**Urtica urens D6-C30** hat sich auch vorbeugend bei Sonnenallergie zusammen mit Calcium carbonicum bewährt (siehe Kapitel „Sonnenallergie", Seite 131).
Heftige, brennende Schmerzen, Brandblasen. Cantharis ist ein hervorragendes Mittel, wenn sich große, wassergefüllte Brandblasen bilden oder auch nur eine heftig brennende Rötung auf der Haut besteht.	**Cantharis D8-C30**
Verbrennungsschäden bei sensibler Haut; Hypericum hilft nach schweren Verbrennungen, wenn sich die Brandblasen abgelöst haben und geschädigte Hautbezirke, ähnlich wie bei Verätzungen, zurückbleiben.	**Hypericum D6-D12, C30** (Zur Vorbeugung vermindert homöopathisches Hypericum auch die Empfindlichkeit der Haut auf Sonnenlicht.)

Sonnenstich

Der Sonnenstich entsteht durch heftige unmittelbare Einwirkung von Sonnenstrahlen, besonders bei unbedecktem Kopf und Nacken. Die Beschwerden sind heftige Kopfschmerzen, Übelkeit, Schwindel, Ohrensausen, eventuell Fieber und Kreislaufkollaps. Der Sonnenstich kann eine *Notfallsituation* bedeuten, je nach Dauer und Intensität der Sonnenbestrahlung, der man ausgesetzt war. Als Sofortmaßnahme wird der Kopf hochgelagert und in kalte, feuchte Tücher eingehüllt. Neben den medizinischen Notfallmaßnahmen hat sich aber der Sofortbeginn mit der homöopathischen Behandlung als sehr erfolgreich erwiesen.

Die homöopathischen Arzneimittel sollten in 1/4- bis 1/2-stündigen Abständen bis zur Besserung der Symptome gegeben und je nach Erscheinung des Krankheitszustandes gewechselt werden.

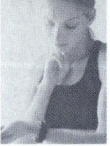

Erstmittel, Notfallmittel	**Aconitum D12, LM18** **Lachesis D12, LM18**
Benommenheit, rot aufgedunsenes, schwitzendes Gesicht; evtl. klopfender Kopfschmerz, pochende Schläfen und Halsarterien	**Belladonna D12, C200, LM18**
Zeichen einer Hirnhautreizung, Nackensteifigkeit, rotes, trockenes Gesicht, Frösteln trotz Hitzegefühl, berührungsempfindlich	**Apis D6, D12, LM18**
Kollapsbild, Kreislaufschwäche (häufig erst nach mehreren Stunden), kalter Schweiß auf Stirn, Übelkeit, Erbrechen, blasses Gesicht, Wahnideen, Delirium	**Veratrum album D6-D12, LM18**
Kopfschmerz noch nach Wochen als Folge eines Sonnenstiches: • pochende Schmerzen, schlimmer durch Licht, Geräusch, Erschütterung, Zugluft • bei und nach jedem Sonnenbad • Schwermütige Stimmung, Schmerz, wie wenn Nerven blank liegen, Kälte und Nebel verschlimmern	**Belladonna D6-D12, LM18** **Lachesis D6-D12, LM18** **Hypericum D6-D12, LM18**

Wundlaufen (Wolf)

Bei körperlicher Betätigung (Jogging, Langlauf, Wandern) besteht bei manchen Menschen eine Neigung zum Wundwerden dort, wo sich die Hautstellen reiben, wie etwa zwischen den Oberschenkeln und am After in der Analfalte oder auch an den Füßen durch Blasenbildung. Eine unzweckmäßige Bekleidung als Ursache sollte stets ausgeschlossen sein. Beim Wundlaufen zwischen den Oberschenkeln oder am After sprechen wir auch vom so genannten „Wolf".

Basistherapie, auch zur Vorbeugung	**Ruta D6-D12**
Ständige Wundheit und Aufreiben beim Gehen	**Arnica D4-D12**, evtl. zusammen mit Ruta

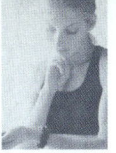

Bei dicklichen Menschen mit Schweiß-neigung, zur Verbesserung der Konstitution	**Calcium carbonicum D6-C200, LM18**
Schmerzhafte Hauteinrisse am After und in der Gesäßfurche, Stechen im Enddarm	**Acidum nitricum D6-D12**
Allgemeine Neigung zu nässender Haut zwischen Oberschenkeln, am Genitale und am After, oft gleichzeitig rissige Finger, Zehen oder Mundwinkel vorhanden	**Graphites D8-D12**
Analfissuren, chronisch bestehend, oft Hautausschlag und Warzenbildung in der Analgegend	**Thuja D6-C200, LM18**
Allgemeine Bindegewebsschwäche, schlechte „Heilhaut"	**Silicea D6-D12**

Ergänzende Kapitel:

- „Bindegewebsschwäche", Seite 87
- „Leistungssteigerung bei Schwächen der Konstitution und der körperlichen Veranlagung", Seite 169

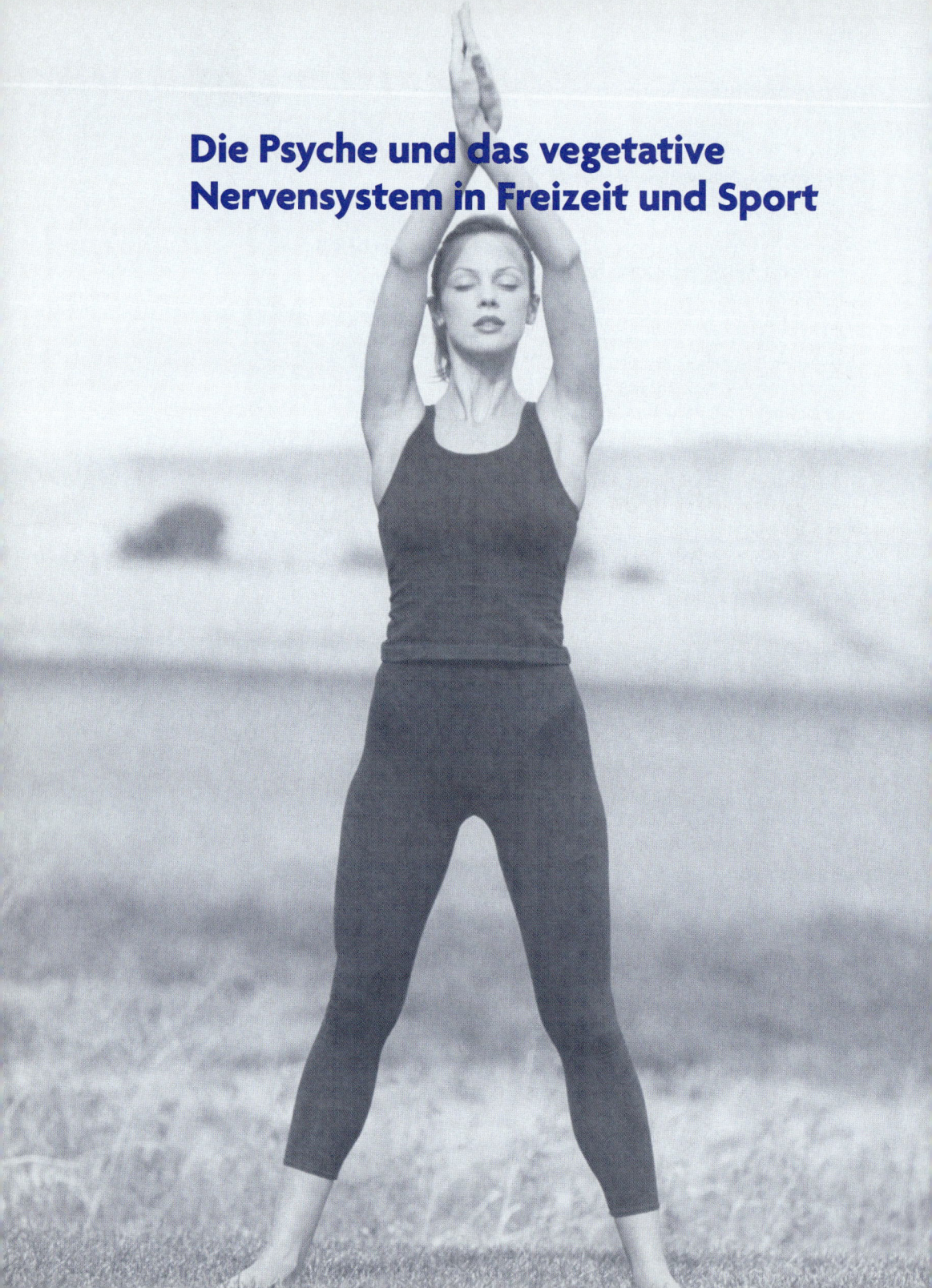

Die Psyche und das vegetative Nervensystem in Freizeit und Sport

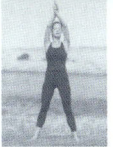

Was versteht man unter „Störungen der Psyche und des vegetativen Nervensystems"?

In der modernen Zivilisation, die sich zumeist an einer materialistisch perfektionistischen Technik orientiert, wird eine wesentliche Dimension des menschlichen Handelns und Strebens meist unbeachtet gelassen: Die Psyche (Seele) und das vegetative Nervensystem. Der reine Materialismus versteht dabei unter *Psyche* lediglich die Gehirntätigkeit.

Medizinisch gesehen drückt sich die Psyche im Gemüts- und Gefühlszustand eines Menschen aus. Die Psyche ist der Spiegel des menschlichen Fühlens, Denkens und Wollens. Im religiösen, besonders im christlichen Sinn, ist die Psyche die Seele, der Inbegriff des Lebens überhaupt. Die Seele ist der fühlende, ewig unsterbliche Teil, den Gott dem Menschen gegeben hat. Sie ist auf Erden die Summe des menschlichen Erlebens, Handelns, Denkens und menschlichen Gewissens.

Das *vegetative Nervensystem* ist unser unbewusstes Nervensystem. Es unterliegt nicht dem Einfluss unseres Willens. Es steuert unbewusst, gleichsam automatisch, viele Lebensfunktionen wie Stoffwechsel, Atmung, Verdauung, Herz-Kreislauf und das Hormonsystem. Zwischen der Funktion des vegetativen Nervensystems und den seelischen Vorgängen besteht eine enge *Wechselbeziehung.*

Viele Menschen, die heute den Arzt wegen Leistungsabfall, Schlafstörungen, Magenkrämpfen, Erschöpfung, Konzentrationsstörungen, Herzbeschwerden und dergleichen aufsuchen, haben oftmals nichts anderes als vegetative Störungen aufgrund von seelisch unbewältigten Konfliktsituationen und Erlebnissen, die sie durchgemacht haben und deren Auswirkungen sie allein nicht verarbeiten oder lösen können. Die vom Patienten vorgetragenen Beschwerden sind oft nur vordergründig festgestellte Symptome. Dahinter verbergen sich eine Reihe von psychischen Konflikten, depressiven Zuständen, Stress und Ängsten, die auf den ersten Blick nicht erkennbar sind. Im Alltag werden diese Menschen dann begleitet von angstvollen Vorstellungen, Sorgen, Enttäuschtsein, Kummer, Trauer, Unzufriedenheit, Aggressionen, Zorn und sonstigen Stressoren.

Wie auf eine hinterlistige Weise begleiten solche Gemütsstörungen auch den menschlichen Alltag in Freizeit und Sport und sind stets gegenwärtig.

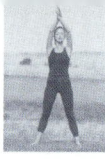

In Ruhe, wie beim Training, bei Erholung, wie im Wettkampf, dreht sich die negative Gedankenwelt weiter wie das Rad einer Mühle, bis sich schließlich mit den körperlichen Beschwerden auch Misserfolg und Leistungsabfall einstellen. Das gilt für den Hochleistungssportler genauso wie für den Feierabendsportler und ebenso für den Menschen im Beruf.

Die moderne Medizin hat den Einfluss des seelischen Zustandes auf die körperliche Leistungsfähigkeit erkannt. Die Wissenschaft hat sogar herausgefunden, dass die Gemütsverfassung den Hormonspiegel und den Mineralstoffwechsel beeinflussen kann. Ebenso sieht die moderne Sportmedizin in psychischen Störungen eine Ursache für Unsicherheit, mangelndes Selbstvertrauen, was zu Versagen auch bei Sportlern oder bei beruflichen Aufgaben führt.

Faktoren, die durch Psyche, vegetatives Nervensystem und Gemüt beeinflusst werden können:

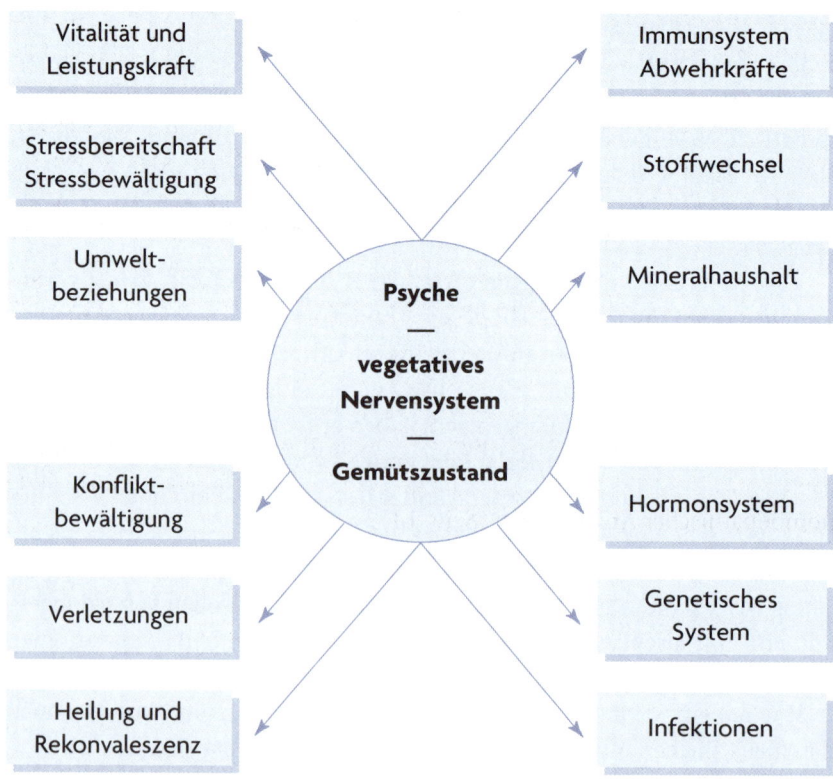

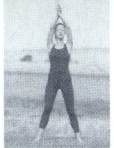

Therapieansätze bei psychischen Störungen

Ziel der medizinischen Behandlung ist es, seelische Konfliktsituationen zu suchen, Angst- und Depressionszustände zu bewältigen und schließlich die Gedankenmühle abzustellen. Psychologen und Psychotherapeuten werden eingesetzt, um durch Tiefenentspannung und mentales Training die unbewältigten Konflikte zu lösen und den negativen Gedankenfluss durch neue positive Zielvorstellungen zu ersetzen. Mentales Training, das die Stabilität der Psyche aufbauen soll, kann aber ein langer zeitraubender Weg sein.

Psychopharmaka (Tranquilizer, Analeptika und dergleichen) können keine dauerhafte Lösung darstellen, zumal ihre Nebenwirkungen auch die positive Aktivität des Menschen hemmen und manche Inhaltsstoffe der Psychopharmaka auf der Dopingliste der Sportverbände stehen.

Aspekte homöopathischer Behandlung

Hier bietet die Homöopathie mit der Regulationskraft ihrer Arzneien ausgezeichnete Möglichkeiten, die psychischen und vegetativen Störungen und ihre körperlichen Folgen wieder zu korrigieren. Es gehört zu den Grundprinzipien bei der homöopathischen Arzneimittelauswahl, die *Geistes- und Gemütssymptome vorrangig* zu beachten. Medizinisch gesehen gibt es keine gleichartige medikamentöse Methode wie die Homöopathie, mit der sich so tief und vor allem nebenwirkungsfrei in die gestörte Psyche und Gefühlswelt auf der emotionalen und mentalen Ebene einwirken lässt.

Wie im Kapitel über die Anwendung homöopathischer Arzneimittel beschrieben, werden zur Behandlung der psychisch vegetativen Beschwerden vornehmlich die *höheren* Arzneimittelverdünnungen *(Potenzen)* wie **LM6, LM12, LM18** oder die so genannten *Hochpotenzen* **C30, C200** eingesetzt. Bei noch höheren Potenzen (**C/D1000, C/D10 000**) sollte man über besondere Fachkenntnisse und Erfahrung verfügen. Siehe auch Kapitel „Anwendung homöopathischer Arzneimittel", Seite 13.

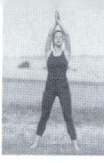

Die homöopathische Behandlung psychischer und vegetativer Störungen

Schwermut, Depression

Wichtig ist zunächst, zwischen *endogener* und *psychoreaktiver (exogener) Depression* zu unterscheiden.

Die **endogene Depression** ist eine erblich fixierte Form und sollte grundsätzlich ärztlich betreut und mit Antidepressiva behandelt werden. Hier kann die Homöopathie allenfalls bei Überlagerung mit der exogenen Depression ergänzend eingesetzt werden.

Die **exogene Depression** hingegen wird reaktiv durch lang anhaltende oder schwere seelisch belastende Lebensumstände ausgelöst. Ursachen sind in der Regel Schicksalsschläge, schwere psychische Konflikte, Sorgen, Tod eines nahe stehenden Menschen oder Ähnliches. Diese reaktiven Depressionen können durch die homöopathische Behandlung positiv beeinflusst werden.

> Die endogene Depression ist grundsätzlich nicht für homöopathische Therapie geeignet. Die exogene Depression lässt sich dagegen mit Homöopathie günstig beeinflussen.

Menschen mit Depressionen befinden sich in einer trüben, grauen, aussichtslos-festgefahrenen Gedankenwelt. Sie fühlen sich von den Menschen und Gott verlassen und können nicht glauben, dass ihnen jemand helfen könnte. Sie meiden die Gesellschaft, ziehen sich zurück und nehmen diesen quälenden Gedankenkreislauf auch in ihre Freizeit mit. Egal, wo sie sich befinden, in Freizeit, Sport, Urlaub, in Gesellschaft, sie können sich nicht aus ihrer gedanklichen Tretmühle befreien. Überdies sind sie nicht fähig, sich körperlich ausdauernd zu betätigen, und haben die Freude und Befriedigung an einer körperlichen Leistung verloren.

Die homöopathische Hilfe besteht in der gezielten Auswahl des Arzneimittels, welches die Geistes- und Gemütssymptome am ähnlichsten deckt. Je treffender das Arzneimittel (Simile) ist, umso schneller kann der betroffene Mensch wieder aus seiner seelischen Konfliktsituation gelöst werden. Hier ist die tief greifende Wirkung des homöopathischen Arzneimittels geradezu ein „Geschenk Gottes". Die chemischen Psychopharmaka, die heute in der Welt millionenfach genommen werden, sind aus der Sicht der Homöopathie keine Alternative.

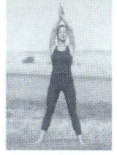

In unklaren Fällen sollte man den homöopathischen Arzt oder Therapeuten konsultieren. In einer ausführlichen biografischen Anamnese nach homöopathischen Regeln kann das passende Arzneimittel gefunden werden.

Stress

Stress ist eine hausgemachte, durch hektische Arbeit und Gedankensprünge hervorgerufene Gemütsverfassung. Die hohen Anforderungen unserer schnelllebigen Zeit scheinen hier eine besondere Ursache zu bilden. Stress ist jedoch eine ganz individuelle Angelegenheit und hängt von der persönlichen Einstellung zu einer Sache ab. Ein und dieselbe Situation kann von Mensch zu Mensch ganz verschieden gesehen und erlebt werden.

Gestresste Menschen springen meist von einer Arbeit zur anderen oder versuchen mehrere Arbeiten und Gedanken gleichzeitig auszuführen. Ist eine Sache begonnen, sind die Gedanken schon bei der nächsten Arbeit. Alles geschieht zu langsam. Hektische Gedanken jagen solche Menschen selbst in ihrer Freizeit. So kann durchaus jemand bei Sonnenschein auf seinem Balkon sitzen oder am Schwimmbad liegen und dennoch gestresst sein, weil sich seine Gedanken wie das Rad einer Mühle ständig um verschiedene unerledigte Dinge drehen. Eine hektische Anspannung stört letztlich über das vegetative Nervensystem auch die Organfunktionen. Meist schlägt das Herz schneller und der Blutdruck steigt. Dieser Stress verbraucht gerade in Beruf, Freizeit und Sport unnötige Lebensenergie und führt schließlich zur allgemeinen Schwäche.

Bei Sportlern finden wir den Typ, der körperlich und psychisch vor dem Wettkampf nie zu seiner Form und Fitness findet und meistens an einem Übermaß von Nervosität leidet. Selbst Urlaub und Freizeit führen nicht aus dieser körperlichen Erschöpfung heraus. Man fühlt sich immer matt, müde und unerholt.

Die Homöopathie hat eine Reihe von Schwäche- und Stressmitteln, um derartige Zustände beseitigen zu können.

Weiterführende Kapitel:

- „Angst und Lampenfieber bei Wettkampf und Stress", Seite 85
- „Angst, übermäßiges Lampenfieber", siehe folgende Seite
- „Leistungssteigerung bei Erschöpfungszuständen und Muskelschwächen", Seite 146

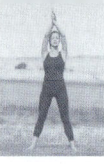

Angst, übermäßiges Lampenfieber und Panik

Angst, panische Angstattacken und übermäßiges Lampenfieber stellen eine weit verbreitete psychische Belastung, nicht nur im Beruf, sondern ebenso in Freizeit und Sport, dar. Viele Menschen leiden unter Angstzuständen und panischen Vorstellungen, für deren Ursachen es nicht immer eine konkrete Erklärung gibt. Ängste und Panikattacken sind häufig unlogisch in ihrer Entstehung. Man ist krampfhaft fixiert und fürchtet sich vor verschiedenen Situationen, die aus einem bestimmten Erlebnis oder auch nur aus der Vorstellung heraus entspringen können. Ohne sich wehren zu können, werden manche Menschen von Angstvorstellungen und Panikattacken plötzlich aus heiterem Himmel geradezu überfallen. Solche Angstgefühle können über lange Jahre in der Psyche festgehalten und doch verborgen sein.

Es kommt bei Angstzuständen und Lampenfieber zu vegetativen Begleiterscheinungen wie rasendem Puls, Schweißausbruch, Veränderung von Atmung, Herz und Kreislauf. Innere Verkrampfung, so genannter Blackout und schließlich Hemmung der muskulären Abläufe sind die Folgen. Angst, Panik und übermäßiges Lampenfieber führen zu Leistungsabfall im Beruf, in Freizeit und Sport. Sie nehmen den Elan und die Freude an geistiger und körperlicher Aktivität. Unsicherheit und Versagen sind die Folgen. Die in der konventionellen Medizin eingenommenen Psychopharmaka unterdrücken oft nur oberflächlich die psychischen Anspannungen, die unterschwellig weiter bestehen.

Die Homöopathie kann mit einer Reihe ausgezeichneter Arzneimittel gegen Ängste, Lampenfieber und panische Reaktionen helfen.

Weiterführende Kapitel:

- „Angst und Lampenfieber bei Wettkampf und Stress", Seite 85
- „Leistungssteigerung bei Störungen von Psyche und vegetativem Nervensystem", Seite 156

Leistungsverbesserung

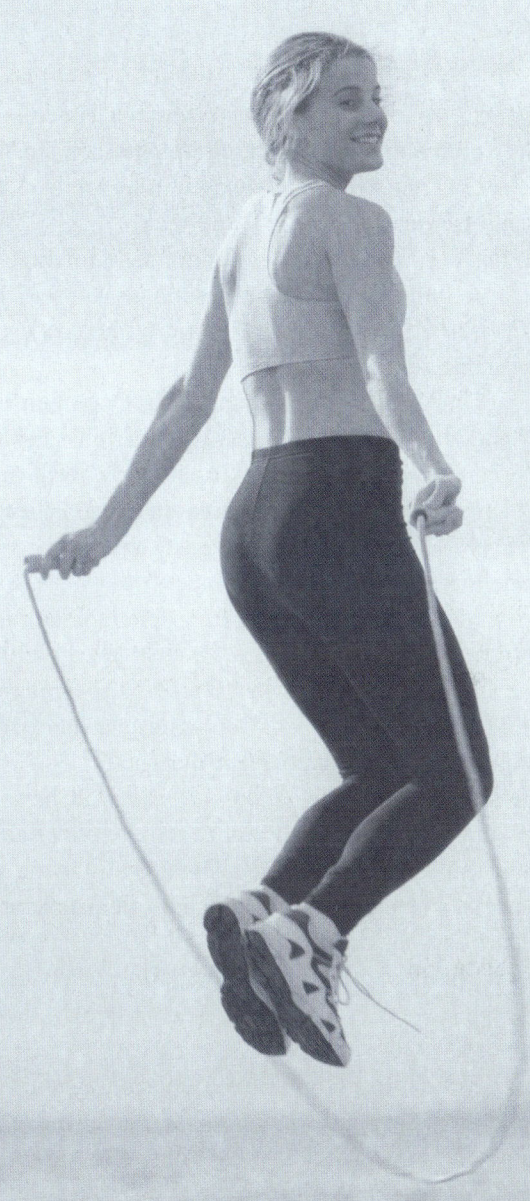

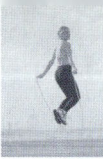

Doping oder Leistungsverbesserung – klärende Abgrenzung zur Homöopathie

Problematik des unerlaubten Dopings

Mit dem Wort „Doping" wird im Leistungssport jene Manipulation beschrieben, bei der durch Einnahme von bestimmten Medikamenten und Stimulantien die Leistungsfähigkeit des Menschen, ungeachtet der physischen Grenzen, gesteigert werden soll.

Wie wir aus der Medizin wissen, bringt die Einnahme derartiger Drogen und Stimulanzien nicht nur eine Steigerung der körperlichen Kraft, sondern auch erheblich schädigende Nebenwirkungen für den Körper. In vielen Fällen hat Doping schon zum Tod geführt.

Eine der gefährlichen Nebenwirkungen des Dopingmittels ist, dass die biologischen Schutzbarrieren des Organismus durchbrochen werden.

Bei gedopten Personen kann der Körper die Kontrolle über seine lebenserhaltenden Schutzmechanismen verlieren. In vielen Fällen besteht hierdurch eine erhöhte Anfälligkeit für Verletzungen, weil die Grenzen der Belastbarkeit nicht mehr erkannt werden.

Ungeachtet der schädigenden Wirkung der Dopingmittel verstößt die Einnahme derartiger Stimulantien ganz einfach gegen die Regeln der Fairness und der Moral, die unter sportlichen Wettkampfbedingungen bestehen bleiben sollen. Mit der Einnahme von Dopingmitteln verschafft man sich auf ungerechte Weise Vorteile gegenüber Mitsportlern.

Besonders beachtet werden sollte, dass auch in harmlos erscheinenden Grippemitteln und Salben Inhaltsstoffe (zum Beispiel Kampfer und Ephedrine) enthalten sein können, die zu den Dopingsubstanzen gezählt werden.

Welche Substanzen auf der Dopingliste stehen, kann beim Deutschen Sportbund erfragt werden.

Für die rein homöopathischen Arzneimittel stellen sich derartige Probleme nicht.

Ein Zuwachs an Leistungsfähigkeit kann nur durch eine bessere Regulation, Regeneration und Harmonisierung der körpereigenen Kräfte erreicht werden. Erlaubte und nebenwirkungsfreie Hilfen und Möglichkeiten bietet hierzu die Homöopathie.

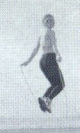

Gibt es ein legales „homöopathisches Doping"?

Jeder Sportler, der Freizeitsportler, der Amateur wie der Berufssportler – wünscht sich immer seine sportliche Bestform. Befindet er sich auf einer schlechten Leistungsstufe, so wird er versuchen, bessere Leistungen zu erreichen. Als Wettkämpfer arbeitet er gerade für den Tag des Wettkampfes auf seine Höchstform hin und hofft, auf den Punkt genau beim sportlichen Ereignis seine Bestform zu erreichen, um Sieger zu werden.

Um seine Höchstform zu erreichen, muss der Sportler nach bestimmten Gesetzmäßigkeiten trainieren und seine Kraft und Ausdauer sowie seine muskulösen Funktionsabläufe, aber auch sein psycho-vegetatives Nervensystem und seine Konzentration schulen.

Im Sportzeitalter der Tausendstelsekunden kann eine Zehntelsekunde den vierten Platz ausmachen. Ein vierter Platz bei einem Wettkampf kann Weltmeisterleistung sein. Aber der vierte Platz bedeutet eben nicht den Ruhm und den Triumph wie der erste Platz.

Sind in solchen Situationen Versuchung und Gefahr nicht besonders groß, auch unerlaubte Hilfsmittel, sprich: Dopingmittel, anzuwenden? Die Antwort kennen wir aus den Dopingkontrollen, die aufdecken, wie versucht wird, mit unerlaubten Aufputschmitteln sich bessere Gewinnchancen zu verschaffen. So ist es verständlich, dass dem Sportler alle erlaubten Hilfsmittel willkommen sind, die ihm einen Sieg und damit Ehre, Achtung und auch finanzielle Vorteile bringen.

Im Hochleistungs- und Ausdauersport sind alle konventionellen Trainingsmethoden und Trainingstechniken bereits erschöpfend genutzt. Um einen Leistungszuwachs zu erreichen, kommen nur noch Maßnahmen in Betracht, die spezifische Körperfunktionen verbessern können.

Es stellt sich die Frage: Kann die Homöopathie eine Leistungssteigerung ähnlich einer Dopingwirkung hervorrufen?

Die Antwort ist klar: In der homöopathischen Behandlung gibt es keine Dopingmittel im definierten Sinn, keine unphysiologische Steigerung der Leistungsfähigkeit.

Die Homöopathie kann jedoch als eine regulierende Heilmethode die Körperfunktionen optimieren. Sie kann Kräfte freisetzen, aktivieren und jene positiven Eigenschaften fördern, die im Organismus des Sportlers brachliegen.

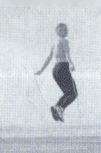

Eine Leistungsverbesserung beginnt in der Homöopathie bereits mit der Behandlung von nicht ausgeheilten *Verletzungsschäden* und chronisch gewordenen *Krankheitsfolgen*. Leistungssteigerung heißt auch Ausheilung von Restzuständen nach *Infektionen* oder Verbesserung der körpereigenen *Abwehrkräfte* (Immunmodulation) und optimale Regulierung von Herz und Kreislauf.

Leistungssteigerung ist eng verbunden mit der Verbesserung der *Konstitutionsschwächen* und nicht zuletzt der *psycho-vegetativen* Störungen. Wie man weiß, liegen einer Leistungsschwäche oftmals psychische Probleme wie Stress, Ärger, Kummer, Sorgen, Kränkungen, Angst und psychische Konflikte zugrunde, die sich in der körperlichen Verfassung widerspiegeln und zu einem Leistungstief führen. Gerade hier hat die Homöopathie in besonderer Weise Möglichkeiten, tief in psychische Regulationsvorgänge einzugreifen, um wieder ein seelisch körperliches Gleichgewicht herbeizuführen.

Die Leistungssteigerung mit homöopathischen Mitteln bedeutet zuallererst:

- Behebung von nicht ausgeheilten Verletzungen und alltäglichen Begleitkrankheiten sowie von Erschöpfungszuständen und Schwächen
- Regulierung von Herz und Kreislauf
- Optimierung der Konstitution und der körperlichen Anlagen
- Verbesserung der Abwehrkräfte (Immunstimulation)
- Harmonisierung von Geist, Psyche und vegetativem Nervensystem
- Ausheilung von Herden und Störfeldern.

Zusammengefasst bedeutet Leistungssteigerung in der Homöopathie: Optimierung der organischen und vegetativen Funktionen und Ausheilung von krankhaften Störungen.

Die Möglichkeiten der Leistungsverbesserung mit Hilfe homöopathischer Arzneimittel

Leistungssteigerung bei Erschöpfungszuständen und Muskelschwächen

In Freizeit und Sport sind allgemeine Erschöpfungszustände und körperliche Schwächen häufige Ursache für eine Leistungsminderung. Ausgelöst werden Erschöpfungen durch vielschichtige körperlich geistig seelische Belastungen,

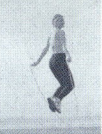

wie etwa Überanstrengung, nicht ausgeheilte Infekte, mangelnde Abwehr-kräfte, Schwächen von Herz-Kreislauf, konstitutionelle Mängel, Herde und Störfelder, ebenso wie durch Stress und psychische Belastungen.

Zur Leistungssteigerung gibt es eine Vielzahl von homöopathischen Arz-neimitteln, die die unterschiedlichen Erschöpfungszustände und Leistungs-schwächen in Freizeit und Sport beheben können.

Die wichtigsten Homöopathika für allgemeine Erschöpfungszustände:

- Acidum aceticum
- Acidum phosphoricum
- Arnica
- Arsenicum album
- Bryonia
- China
- Cocculus
- Conium
- Gelsemium
- Helleborus niger
- Kalium silicicum
- Rhus toxicodendron
- Selenium
- Stannum
- Veratrum album

Acidum aceticum

Schwäche, Abmagerung, Kollapszustände und Blutarmut (Anämie) sind die Leitsymptome. Äußere Zeichen sind neben der Schwäche die kalten Schweiße, Atembeschwerden, die ohnmachtartigen Zustände und die blasse, magere Person.

Anwendung:
Acidum aceticum D4-D12

Acidum phosphoricum

Menschen, die in ihrer Kraft und Leistung wie eine Blume ohne Wasser ver-welken, deren Gefühlswelt demoralisiert ist und die resignieren wollen, wer-den durch Acidum phosphoricum moralisch, psychisch und schließlich auch körperlich wieder aufgebaut.

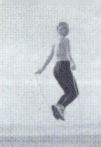

Anwendung:
Acidum phosphoricum D6, LM18

Arnica

Arnica ist nicht nur das Heilmittel bei Verletzungen. Arnica entfaltet auch große Kräfte bei körperlicher Erschöpfung und Schwäche.

Muskelschwäche, Müdigkeit, allgemeine Schwäche- und Erschöpfungszustände nach Training oder körperlicher Überanstrengung brauchen Arnica. Das Mittel ist besonders angezeigt, wenn ein wundes, lahmes Gefühl den gesamten Körper befällt, ein Gefühl von Abgeschlagenheit und Gliederschwere. Dabei ist es gleichgültig, ob dieses abgeschlagene wunde Gefühl als Muskelkater nach übermäßiger Anstrengung oder allgemein als eine körperliche Schwächung etwa nach durchgemachten fieberhaften Infekten oder nach Verletzungen auftritt. Manchmal wird man nach harter Arbeit oder länger andauerndem Training von einem Gefühl der Lahmheit befallen. Hier ist Arnica ebenfalls ein Heilmittel.

Wenn man seine Leistung vor und während einer strapazierenden körperlichen Anstrengung, oder vor einem Wettkampf steigern oder verbessern will, ist Arnica ebenso vorsorglich zu nehmen.

Mit Erfolg wurde Arnica bei verminderter Herzmuskelleistung mit Herzinsuffizienz und besonders bei Herz-Muskeldegenerationen, zur Wiederherstellung der Organfunktion und Leistungsverbesserung eingesetzt.

Anwendung:
Arnica D4-D12 bei chronischen organischen Erkrankungen über einen längeren Zeitraum. **Arnica LM18** als Tonicum vor oder während einer körperlichen Leistung.

Arsenicum album

Dieses Mittel wirkt tief greifend auf alle Organe und jedes Körpergewebe. Es ist sehr hilfreich bei großer Entkräftung, Schwäche, Erschöpfung, Verzweiflung und der Betroffene fühlt sich, als ob alle körperliche Kraft und Vitalität zu Ende ginge. Dazu kommen Angst und Verzweiflung, nicht mehr gesund zu werden. Es herrscht ein fürchterlicher Zustand von Ängstlichkeit, Furchtsamkeit, Ruhelosigkeit, Reizbarkeit und Melancholie in Verbindung mit einer desolaten Erschöpfung. Bevorzugt entstehen Angst und Unruhe nachts, nach Mitternacht.

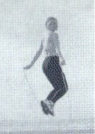

Der körperlich aktive Mensch fühlt sich elend und klapprig bei geringer Anstrengung. Auffallend ist der große Durst auf kalte Getränke. Die Erschöpfung nach Infektionskrankheiten oder nach Genuss von verdorbenen Speisen mit Durchfall lässt sich ebenfalls mit Arsenicum album beheben.

Anwendung:
Arsenicum album D6-D12, wenn die körperlichen Beschwerden vorherrschen, die Potenz **C200, LM18** besonders wenn vegetative Symptome vorhanden sind.

Bryonia

Bryonia zeigt im Arzneiversuch die äußerst schmerzhafte Entzündung der serösen Häute, des Bindegewebes, der Sehnen, Bänder und der die Organe umkleidenden Häute, wie Hirnhaut, Rippenfell, Herzbeutel, Bauchfell, Gelenkkapsel.

Die chronische Schwäche, die Bryonia beheben kann, beruht oft auf der akuten oder unterschwelligen (schmerzhaften) Entzündung und entzündlichen Reizung, die den Kranken dazu zwingt, jede Bewegung zu vermeiden. Neben den Bewegungsschmerzen besteht zugleich eine große Schwäche am Muskel-, Sehnen-, Bänder- und Gelenkapparat. Bryonia ist ein Mittel für die Belastung des Bewegungsapparates.

Anwendung:
Bryonia D4-D12, in chronischen Fällen für die Langzeittherapie. Für die Akuttherapie **C200, LM18**

China

China ist nicht nur ein Mittel bei Fieber und Erkrankungen der Verdauungsorgane. Die Arznei hilft gegen Entkräftung und Blutarmut. Das Mittel wird angewendet bei Verlust vitaler Flüssigkeiten und Ausscheidungen des Körpers (übermäßige Schweiße, Durchfälle, Blutverlust nach Operationen). China hat sich als Tonicum sowie als appetitanregendes Mittel und als Kräftigungsmittel nach auszehrenden Erkrankungen und Überanstrengungen als wirksam gezeigt.

Anwendung:
China D4-D8-D12, also die tieferen Potenzen bei obigen Beschwerden.

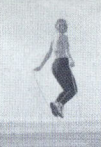
Cocculus

Wenn lähmende Schwäche, vor allem an den Gliedmaßen, mit Mattigkeit bei gleichzeitig muskulärer Übererregbarkeit auftritt, sollte man an Cocculus denken. Es kann als Zittern am ganzen Körper oder als schwache Knie (ähnlich wie bei Gelsemium) nach strapaziösen körperlichen Anstrengungen verspürt werden. Cocculus ist genauso angezeigt, wenn Schlafmangel oder Übernächtigung die Auslöser für Benommenheit und körperliche Schwäche sind.

Zum Arzneimittelbild von Cocculus gehören Schwindel und Übelkeit beim Fahren mit Auto oder Schiff sowie beim Fliegen.

Anwendung:
Cocculus D4-D12 bei organischen Erkrankungen, **C30, C200** oder **LM18** auch bei akuten Beschwerden.

Conium

Der Tod des **Sokrates** durch die Giftwirkung des Schierlings (Conium) wird klassisch durch **Plato** beschrieben. Es war ein Tod in Schwäche und Lähmung. Für die Homöopathie sind hierdurch die auftretenden Symptome eines Arzneimittelbildes aufgezeigt. Nach dem Ähnlichkeitsprinzip der Homöopathie können derart auftretende Symptome mit Conium geheilt werden. Conium ist das Mittel für den lähmungsartigen Kräfteverlust mit schmerzhafter Steifigkeit der Beine, aufsteigend bis zum Brustkorb.

Es besteht eine zunehmende Schwäche von Körper, aber auch Geist, vornehmlich bei älteren Menschen! Beim Einschlafen kommt es häufig zu Schweißausbrüchen, Neigung zu Schwindel beim Hinlegen oder Umdrehen im Bett. Es ist auch ein Heilmittel, wenn durch längere Zeit des Wegseins von zu Hause Beschwerden auftreten. Man denke an Aufenthalte im Trainingslager. Conium hat zudem eine deutliche Beziehung zur *Immunschwäche,* nämlich dann, wenn Drüsenstörungen, vergrößerte oder verhärtete Lymphknoten sowie Verletzungen von Drüsen auszuheilen sind.

Anwendung:
Conium D4-D12

Gelsemium

Gelsemium ist nicht nur ein Mittel bei Erwartungsangst, sondern auch eine erprobte Arznei bei allgemeiner Entkräftung, ausgelöst durch akute Belastun-

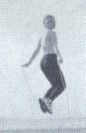

gen von Nervensystem und motorischer Muskulatur. Gelsemium ist das Mittel für den Menschen, der sich körperlich völlig verausgabt hat, vollständig entkräftet ist und die Kontrolle über seine Muskelkraft verloren hat. Gelsemium passt für den akut aufgetretenen Erschöpfungszustand (im Gegensatz zum chronischen bei Stannum). Meist sind der Erschöpfungszustand und die Muskelschwäche von innerem und äußerlichem Zittern mit Benommenheit und Müdigkeit begleitet.

Anwendung:
Gelsemium D4-D12, bei Zittern auch **D30** oder **C200, LM18**

Helleborus niger

Allgemeine Muskelschwäche, die wie eine Art Lähmung vorwärts schreitet. Es besteht der Zustand schwacher Vitalität und das Gefühl einer schweren Erkrankung. Neben der körperlichen Schwäche stellt sich eine Benommenheit und Abstumpfung der Sinne und des Geistes ein. Schon der Arzt **Paracelsus** soll Helleborus niger als das Mittel gegen den körperlichen und geistigen Verfall mit dem Hinweis auf ein langes gesundes Leben beschrieben haben.

Anwendung:
Helleborus niger D4, D6 bei chronischem, körperlichem, geistigem Vitalitätsverlust; als **LM18,** wenn primär die Schwäche der Sinneswahrnehmung vorherrscht.

Kalium silicicum

Ein Mittel für die körperliche Höchstleistung und für den Ausdauersport. Körperliche Schwäche mit starker Abmagerung, aber auch Steifheiten im Körper und Zucken der Muskeln sind Anwendungshinweise für Kalium silicicum. Es besteht eine solche Kraftlosigkeit, dass der Betroffene keinen anderen Wunsch hat, als nur zu liegen. Die geringste körperliche Betätigung ruft große Erschöpfung hervor.

Anwendung:
Kalium silicicum D8-D12 vor und bei lang andauernder körperlicher Hochleistung.

Rhus toxicodendron

Rhus toxicodendron hilft bei Erschöpfung und Muskelschwäche, ausgelöst durch schwere körperliche Arbeit und Überanstrengung. Derartige Erschöp-

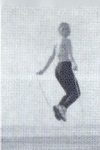

fungszustände des Bewegungsapparates kommen sowohl beim untrainierten Freizeitsportler wie beim überbeanspruchten Berufssportler vor. Hier hat Rhus toxicodendron eine tonisierende Wirkung, ähnlich wie Arnica.

Bekannt ist die heilende Wirkung von Rhus toxicodendron auf Muskel – Sehnen – Bänder – Gelenke. Es gehört zu den wichtigsten Arzneien bei Muskelkater, bei Verrenkungen, Zerrungen und rheumatischen Erkrankungen.

Anwendung:
Rhus toxicodendron D6-C30

Selenium

Chronische Schwächezustände nach lang anhaltenden oder unterschwelligen Erkrankungen, zum Beispiel bei oder nach versteckten viralen Infekten, sowohl mit körperlicher als auch geistiger Erschöpfung. Auffällig ist die sexuelle Schwäche bei erhaltener Libido.

Anwendung:
Selenium D12 für die länger dauernde Therapie über drei bis vier Wochen bei chronischen Zuständen. Als **C/D200** einmalig eingenommen.

Stannum

Stannum ist eines der großen Heilmittel, wenn lang anhaltende, tief sitzende Erschöpfung und Schwäche die Hauptmerkmale eines körperlichen Zustandes sind. Der Betroffene fühlt sich krank und sieht blass aus. Seine Erschöpfung ist so groß, dass er nicht in der Lage ist, auch nur ein geringes Arbeits- oder Trainingspensum zu erledigen. Er muss sich ständig hinlegen und ausruhen. Die geringste körperliche Betätigung verschlimmert seine Erschöpfung. Selbst Sprechen strengt an. Der Patient empfindet seine Erschöpfung als tief sitzend, trostlos, zum Verzweifeln, nicht nur rein körperlich, sondern seine gesamte Lebenskraft, einschließlich das Nervensystem, betreffend.

Menschen, die an chronischer Erschöpfung leiden, etwa nach schwerer Erkrankung, können durch die tief greifende Wirkung von Stannum zur früheren Vitalität zurückgebracht werden.

Anwendung:
In schweren Fällen beginnend mit **Stannum D6-D12**, dazwischen Einzeleinnahmen von **C200**.

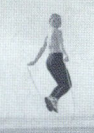

Veratrum album

Vorrangiges Mittel bei Kreislaufschwächen mit kollapsartigen Zuständen, Blutdruckabfall und kaltem Schweiß auf der Stirn, unabhängig, was die auslösende Ursache ist.

Anwendung:

Veratrum album D6 bei und nach Kreislaufschwächen, kann bei Bedarf mehrfach wiederholt werden.

Ergänzende Kapitel:

- „Leistungssteigerung bei Herz- und Kreislaufschwächen", siehe unten
- „Leistungssteigerung bei Schwächen der Konstitution und der körperlichen Veranlagung", Seite 169
- „Leistungssteigerung bei Schwäche des Immunsystems und der Abwehrkräfte", Seite 174
- „Bindegewebsschwäche", Seite 87
- „Überanstrengung, Übertraining des Körpers", Seite 81
- „Leistungssteigerung durch Beseitigung von Herden und Störfeldern", Seite 179
- „Leistungssteigerung bei Störungen von Psyche und vegetativem Nervensystem", Seite 156

Leistungssteigerung bei Herz- und Kreislaufschwächen

Herz und Kreislauf müssen bei sportlicher Betätigung und körperlicher Anstrengung ihre Leistung einem erhöhtem Stoffwechsel der Organe und der Muskulatur anpassen und die Zellen rasch mit dem notwendigen Sauerstoff versorgen.

In seiner Zentralfunktion hält das Herz den Blutfluss ständig in Bewegung. Bei leistungsorientierter Arbeit muss entsprechend dem erhöhten Sauerstoff- und Nährstoffbedarf der Muskelzellen das Herz auch seine Pumpleistung erhöhen. Bei erhöhten Anforderungen, aber auch bei Herz-Kreislaufschwächen, lässt sich mit geeigneten homöopathischen Arzneimitteln die Leistung von Herz und Kreislauf verbessern.

Homöopathische Mittel für Herz- und Kreislaufschwächen:

- Crataegus
- Veratrum album

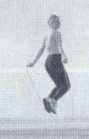

- Haplopappus
- Arnica
- Cactus grandiflorus
- Arsenicum album

Crataegus

Basismittel für alle Herz- und Kreislauferkrankungen. Stärkungsmittel für Herz und Kreislauf ist Crataegus. Es ist ein hervorragendes Erfrischungsmittel, wenn man erschöpft ist. Crataegus ökonomisiert die Sauerstoffausnutzung am Herzmuskel und im Gewebe. Auch zur Vorbeugung gegen Herzüberlastung. Ebenso lässt sich die akute Kreislaufschwäche beispielsweise bei Ohnmachtszuständen zusammen mit **Veratrum album D6** und **Arsenicum album D6-D12** gut beheben.

Anwendung:
Als **Urtinktur** mit einer Tagesdosis bis zu 500mg oder **D1, D2** dreimal täglich eine Tablette oder dreimal 20 Tropfen.

Veratrum album

Mittel zur Gefäßregulation, vor allem bei niedrigem aber auch bei hohem Blutdruck. Völlige Entkräftung und Ohnmachtszustände, die den kalten Schweiß auf die Stirne treiben. Man ist ängstlich und möchte nicht allein gelassen werden (ähnlich Arsenicum album). Mit Veratrum kann man gegen Kreislaufüberanstrengung vorbeugen.

Anwendung:
Veratrum album D4-D8

Haplopappus

Labiler, wechselnder Kreislauf und niedriger Blutdruck, Kreislaufschwäche, die periodisch auftritt. Man fühlt sich wie erschlagen und neigt zu Schwindel, Kopfschmerz und bekommt am Morgen kaum die Füße auf den Boden. Oftmals tritt dieser Zustand bei oder vor Wetterwechsel auf. Man möchte sich dauernd hinlegen, um auszuruhen. Mit Haplopappus (eventuell zusammen mit Crataegus) verschwinden die Symptome schon nach wenigen Stunden.

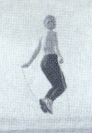

Anwendung:
D1, D2, D3, D4, eventuell zusammen mit den übrigen Kreislaufmitteln **Crataegus, Veratrum album D6** und bei Wetterwechsel **Gelsemium D12-C200** einzunehmen.

Arnica

Herzmuskelschwäche, Herzmuskelentzündung, Herzbeklemmung (Angina Pectoris). Arnica ist nicht nur ein Mittel bei Gewebsverletzungen. Das zweite große Wirkungsgebiet sind Herzmuskelerkrankungen und Blutdruck. Mit Erfolg hat sich Arnica bei Herzmuskeldegeneration, Herzmuskelschwäche und Herzmuskelinsuffizienz bewährt. Auch nach Herzmuskelentzündungen mit nachfolgend verminderter Leistung hat Arnica seine wiederherstellende Heilkraft und Leistungsverbesserung bewiesen. Ebenso gilt Arnica D6-D12 in der Praxis als kräftigendes Mittel (Tonikum) für Herzmuskel und Kreislauf.

Anwendung:
Je nach Bedarf: Im Akutfall **Arnica D12-C30** zweimal im Abstand von zwei Stunden. Beim chronischen Fall **D4, D6** über einen längeren Zeitraum von etwa zwei bis drei Monaten.

Cactus grandiflorus

Herzschwäche, Herzjagen, beginnende Herzinsuffizienz, Zusammenschnürungsgefühl. Nach körperlicher Anstrengung hat man das Gefühl, der Brustkorb sei zu eng, das Herz habe nicht genügend Platz oder sei mit einem Band zusammengeschnürt. Blutandrang und Spannung im Kopf mit Herzklopfen. Man fühlt sich schwach, traurig, melancholisch. Cactus ist ein grundsätzliches Mittel bei Herzmuskelerkrankungen.

Anwendung:
Cactus grandiflorus D4-D12 dreimal täglich. Im Akutfall häufiger.

Arsenicum album

Kreislaufschwäche und Erschöpfung nach geringer Anstrengung. Ohnmacht bei Schreck und Furcht. Wenn man am Ende seiner Kräfte ist und lähmende Schwäche und Erschöpfung mit Angst und Unruhe auftritt. Häufig bei Personen, die sich aus Ehrgeiz körperlich übernommen haben. Ist das Gesicht fahl und blass, dann sind **Arsenicum album** und **Veratrum album D6** tief wirksame Heilmittel.

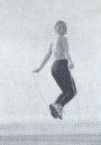

Anwendung:

Arsenicum album D6-D12 bei Blutdruckabfall zusammen mit **Veratrum album D6**.

Ergänzende Kapitel:

- „Herzbeschwerden", Seite 104
- „Herzrhythmusstörungen ", Seite 109
- „Überanstrengung, Übertraining des Körpers", Seite 81

Leistungssteigerung bei Störungen von Psyche und vegetativem Nervensystem

Der in Freizeit und Sport aktive Mensch lebt nicht nur etwa von Training und Kraftnahrung allein. Auch sind beim Leistungssportler die einzelnen Trainingstechniken schon ausgenützt. Außer einer guten körperlichen Fitness sind eine optimale geistig physische Einstellung und Harmonie erforderlich. Fehlt diese Ausgewogenheit, so ist ein gestecktes Ziel nicht zu erreichen. Das gilt für den Hochleistungssport genauso wie für den Feierabendsport, ja sogar für die berufliche Leistung.

Durch wissenschaftliche Erkenntnisse ist gesichert, dass eine körperliche Leistung wesentlich von unserem Geistes- und Gemütszustand, das heißt von unserer seelischen Verfassung abhängig ist. Selbst der nicht Sport treibende Mensch kann erfahren, dass Sorgen, Enttäuschung, Streit, Angstvorstellungen oder psychische Konflikte eine normale körperliche Arbeit ineffektiv werden lassen und zu einem Leistungsabfall führen. Die moderne Sportmedizin sieht in derartigen psychischen Störungen bei Sportlern die Ursache für Unsicherheit, Vitalitätsverlust, mangelndes Selbstvertrauen, Misserfolg und Versagen.

Viele Sportler, die eine Siegeschance vertan haben, bestätigen, dass sie nervlich nicht richtig „drauf" waren, trotz bester Trainingsvorbereitung. Solche Aussagen zeigen, wie psychische Schwäche und Disharmonie den Erfolg verhindern. Wissenschaftlich nachgewiesen ist, dass die Gemütsverfassung sogar den Hormonspiegel verändern und den Mineralstoffwechsel beeinflussen kann. Optimale psychische Verfassung heißt, frei sein von Sorgen, Kummer, Zorn, Ärger, Ängsten, falschen Vorstellungen, blockierendem Lampenfieber und quälenden Gedanken. Wenn eine quälende Gedankenmühle den Menschen ständig begleitet, ist selbst in der Erholungsphase eine ausreichende Regeneration unmöglich.

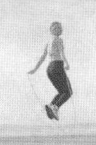

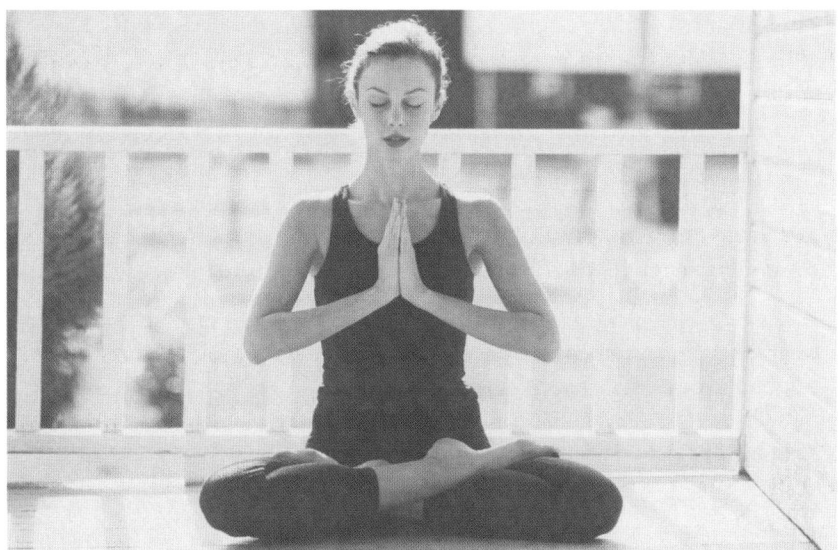

Entspannungsübungen und Homöopathie können Körper und Geist ins Gleichgewicht bringen.

Den wenigsten gelingt es, allein aus eigener Kraft diese „Mühle" abzustellen. Nachdem die psychischen Konflikte und Stressoren nur in den eigenen Gedanken existieren, müssen auch Mittel und Wege gefunden werden, die in der eigenen Gedanken- und Gefühlswelt Abhilfe schaffen. Am wenigsten dauerhaft gelingt es mit Psychopharmaka.

Um den Gefühls- und Gemütszustand rasch zu verändern, sind Hilfe und Unterstützung notwendig.

Eine der großen Hilfen ist zweifelsohne die homöopathische Arznei mit ihrer tief greifenden Regulationskraft. Wie bei keiner anderen Therapie besteht hier die Möglichkeit, die gestörte Psyche und das vegetative Nervensystem nebenwirkungsfrei zu korrigieren und die Leistung wieder zu verbessern.

Eine präzise Findung der krankhaften Geistes- und Gemütssymptome und die Zusammenfügung in der Rangordnung zu einem Arzneimittelbild kann in der Regel nur in einer ausführlichen persönlichen biografischen Befragung des Kranken erfolgen.

Im Rahmen dieses Handbuches für Freizeit und Sport werden nachfolgend nur die wichtigsten Arzneien bei psychisch vegetativen Störungen beschrieben.

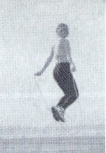

In Kurzform sind die Schlüsselsymptome und die dazu passenden homöopathischen Arzneimittel dargestellt.

Grundregeln zur Anwendung homöopathischer Arzneimittel bei psycho-vegetativen Störungen:

Zur Behandlung der psycho-vegetativen Störungen eignen sich besonders die **LM Potenzen (LM16, LM12, LM18).**

Die LM Potenzen werden **täglich, oder jeden zweiten Tag 1-mal 5 Tropfen** oder **5 Kügelchen** zwischen den Mahlzeiten nüchtern eingenommen. Im Augenblick einer akuten psychischen Störung, etwa Angst, Zorn, Gereiztheit, Erregung, kann die Einnahme im Abstand von Minuten bis zur Besserung wiederholt werden.

Die **Hochpotenzen C/D200, C/D1000** werden zur Behebung der Rückfalltendenz und der gestörten Grundstimmung alle vier bis sechs Wochen einmalig eingenommen und werden bei anhaltender Besserung nicht wiederholt. Bei Hoch- und Höchstpotenzen sollte man über besondere Fachkenntnisse und Erfahrung verfügen. Siehe auch das Kapitel „Anwendung homöopathischer Arzneimittel", Seite 13

Homöopathische Mittel bei Störungen von Psyche und vegetativem Nervensystem:

- Acidum phosphoricum
- Acidum picrinicum
- Aconitum
- Antimonium crudum
- Argentum nitricum
- Arsenicum album
- Chamomilla
- Gelsemium
- Ignatia
- Natrium muriaticum
- Silicea
- Staphisagria
- Sulfur

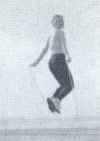

Fehlgeleitete Emotionen, Enttäuschung, tief sitzender Kummer, nervliche Schwäche

Acidum phosphoricum

Acidum phosphoricum ist das Mittel für die nervliche Schwäche, die ihren Auslöser auf der mental-emotionalen Ebene – meist in einer lange zurückliegenden Gefühlsverletzung hat. Für diese nervliche Schwäche gibt es oft einen moralischen Grund, oder eine tief greifende persönliche Enttäuschung, die psychisch nicht verarbeitet werden kann. Meist ist es eine einseitige Verletzung einer engen seelisch geistigen Beziehung, einer Partnerschaft. Man wird beispielsweise grundlos von einem Menschen verlassen oder aufgegeben, der einem sehr viel bedeutet hat, etwa ein guter alter Freund, der geliebte Lebenspartner, der kameradschaftliche Trainer oder ein bedeutungsvoller Mitsportler. Stets bleibt bei dem betroffenen Menschen eine tiefe Enttäuschung als seelische Verletzung scheinbar unüberwindlich zurück. Ein Gefühl, betrogen worden zu sein, bleibt haften. Tief sitzender Gram, Kummer und Ärger sind die Folge. Eine depressive apathische Stimmung legt sich wie ein Nebel über das gestörte Gemüt. Schließlich sinkt der sportliche Ehrgeiz, der Lebensmut, die Arbeitsfreude und die Leistungskraft.

Acidum phosphoricum hilft Menschen, die ursprünglich von dynamischer und leistungsfähiger Konstitution waren, und die nun an Kraft und Leistung dahinwelken, weil sie ihren Kummer und ihre gestörte seelisch emotionale Welt nicht mehr bewältigen und ordnen können.

Körperlich können allgemeine und nervliche Schwäche mit Zittern, besonders nach Anstrengung oder nach Erregungen *(ähnlich wie bei Gelsemium)* auftreten. Acidum phosphoricum kann die körperlichen und seelischen Störungen im passenden Fall heilen und wieder zu Kraft und Lebensfreude verhelfen.

Anwendung:
Bei körperlichen Symptomen **Acidum phosphoricum D6, LM6,** bei lange zurückliegenden seelischen Ursachen **C200, C1000, LM6-LM18.**

Erschöpfte Willenskraft

Acidum picrinicum

Im Gegensatz zu Acidum phosphoricum mit der emotionalen Schwäche ist Acidum picrinicum das Mittel der geistigen Erschöpfung und Hirnmüdigkeit.

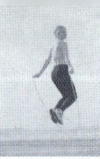
Diese drückt sich oft in mangelnder Willenskraft aus. Der Sportler fühlt sich verbraucht und organisch ausgelaugt. Ständige sexuelle Gedanken und geistige Anstrengung führen dann auch zu einem Zustandsbild der nervösen Erschöpfung. Man hat sich zu viel zugemutet, man engagiert sich um so mehr und will überall dabei sein. Das zehrt an der geistigen und körperlichen Kraft und führt schließlich zu einem Gefühl von Müdigkeit und Schwere des ganzen Körpers. Oft besteht Kopfschmerz, vornehmlich am Hinterkopf. Es fällt auf, dass dann bei körperlicher Betätigung, die auch Konzentration erfordert, wie etwa der Sport, der Schwächezustand schlechter wird und man das Gefühl und die Angst bekommt, nicht mehr leistungsfähig zu sein.

Acidum picrinicum festigt bei den Betroffenen die erschöpfte Willenskraft und Konzentrationsschwäche und beseitigt die damit verbundene körperliche Erschöpfung und Müdigkeit.

Anwendung:
Acidum picrinicum D6 bei vorherrschenden körperlichen Symptomen. **C30, C200, LM6-LM18**, wenn mehr die psychisch geistigen Symptome vorliegen.

Unruhe, Angst, Schreck, Lampenfieber

Aconitum napellus

An Aconitum sollte man denken, wenn das Absinken der Kräfte zusammen mit Angst sowie psychischer und physischer Unruhe plötzlich auftaucht. Die Schwäche- und Angstzustände werden meist von einem akuten Ereignis (Schreck, Erregung oder Erkältung) ausgelöst und in der Regel von Angstgefühlen und einer nicht zu beherrschenden Unruhe begleitet. Diese Unruhe ähnelt dem Zustand bei Lampenfieber mit Herzklopfen, Angst und Unruhe, begleitet von einem ruhelosen, inneren Vibrieren, welches den Betroffenen von einer Stelle zur anderen treibt. Nachts bringt dies Schlaflosigkeit mit sich. Der Betroffene fürchtet die Zukunft und meint sogar, er könnte bald sterben. Aconitum kompensiert die Folgen von Erschrecken und nimmt die unerträgliche Angst und Unruhe.

Anwendung:
Aconitum D6-C30. Die Potenz **LM6-LM18** wirkt bei akuten Zuständen sofort.

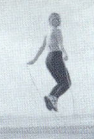

Sentimentale Stimmung, psychische Verletzlichkeit, Launenhaftigkeit, Verschlossenheit

Antimonium crudum

Antimonium crudum gehört zu den großen psychisch vegetativ wirksamen Mitteln. Es ist das Mittel für feinsinnige, sanfte Menschen. Sie haben einerseits eine große Neigung zu übernormaler Begeisterungsfähigkeit und ein Übermaß an Emotionen; andererseits, wenn diese überschwänglichen Gefühle, Emotionen und Sentimentalität vom Umfeld unbeantwortet und unbeachtet bleiben, kommt es zur psychischen Verletzlichkeit, Verdrießlichkeit und schließlich Verschlossenheit. Das psychische Stimmungsbild solcher Menschen zeigt große Sprünge in ihrem Temperament und ihrer Launenhaftigkeit. Heute nett und freundlich, morgen verdrießlich, mürrisch und verschlossen, jetzt himmelhoch jauchzend und dann zu Tode betrübt. Im Stimmungstief zeigen diese Menschen einen Gefühlszustand, in dem sie weder angeredet, noch angefasst, noch angeschaut werden wollen.

Antimonium crudum passt für Menschen, die heute in sentimentaler Anwandlung geradezu Höhenflüge in ihren Zielen haben und diese nach kurzer Zeit wieder aufgeben.

Sportlern, die heute in überschwänglicher Emotionalität den Mut haben, Weltmeister zu werden und bei Nichtbeachtung dieser Gefühle morgen den Sport an den Nagel hängen, sollte man Antimonium crudum geben. Häufig haben solche Menschen, die Antimonium crudum brauchen, auch Magen- und Zwölffingerdarmprobleme, die Zunge zeigt oft einen milchig weißen Belag, es besteht Neigung zu Hautverhornungen (Hühneraugen) und Hauteinrissen an den Körperöffnungen (Nasenlöcher, Mundwinkel, After). Psychisch besteht eine auffallende Sentimentalität bei Mondschein – und im fortgeschrittenen Stadium eine große Traurigkeit mit Widerwillen gegen das Leben.

Antimonium crudum bringt solchen psychisch gestörten Menschen das rechte Maß ihrer Emotionen, gleicht ihr extremes Temperament und die Launenhaftigkeit aus und bringt bei Sportlern durch Ausgleich der Psyche die richtige Einschätzung und das rechte Maß ihrer Leistung. Es passt besonders bei Sportlern, wenn überschwängliche Erwartungen im Training und Wettkampf mit der tatsächlichen Leistung auseinander klaffen und man von extremen Stimmungsschwankungen, wie oben beschrieben, geplagt wird.

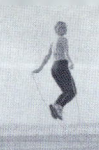

Anwendung:

Für psychische Beschwerden, **Antimonium crudum LM6, LM12, LM18, C200, C1000**. Bei rein körperlichen Symptomen **D6, D12**.

Hektik, angstvolle Vorstellungen, Panikattacken

Argentum nitricum

Mit Argentum nitricum lassen sich eine Reihe von eigenartigen Panik- und Angstneurosen behandeln. Der Mensch, der Argentum nitricum benötigt, ist immer in Hektik und möchte mehrere Dinge gleichzeitig tun. Ist die eine Arbeit noch nicht fertig, befindet man sich gedanklich schon bei der nächsten Sache. Die Zeit bis dahin vergeht zu langsam. Es entsteht eine eigenartige Nervosität mit fixen ängstlichen Vorstellungen. Furchtsame Gefühle und zweifelnde, ängstliche Gedanken an die Zukunft sind überstark. Es passt für Menschen, die von den irrationalen, ja abergläubischen Vorstellungen erfasst werden, es könnte etwas auf sie zukommen oder sich etwas Außergewöhnliches ereignen. Sie malen sich in ihrer Fantasie eine völlig unrealistische Situation aus.

Nervöse Sportler beispielsweise werden von einer Furcht überfallen, dass etwas Unvorhergesehenes passieren könnte, obwohl von der Situation her gar kein Anlass besteht.

Sie stellen sich vor, dass sie beim Laufen hinstürzen, sich beim Ballspiel einen Knochen brechen oder beim Schwimmen die Kräfte versagen und sie untergehen könnten. Auch die Angst, im Wettkampf zu versagen, neben überstarkem Lampenfieber, gehört in diese Vorstellungswelt. Überwältigt von solchen Bildern und Fantasien wird man wechselweise unruhig, erregt oder melancholisch und möchte alle Dinge hinter sich bringen.

Als körperliches Symptom ist bezeichnend, dass diese Art Nervosität in der Regel vor erregenden Ereignissen und Vorhaben *Durchfall* auslöst. Ist man gerade für den Wettkampf oder sonst für einen Termin bereit, etwa zu einer Versammlung, Besprechung, zum Theaterbesuch oder Training, so verursacht der Gedanke daran einen unwiderstehlichen Stuhldrang, meist mit Durchfall.

Von den oben geschilderten fixen Ideen geplagt, stellt sich im Laufe der Zeit ein Gemütszustand der Überforderung und Erschöpfung ein. Man ist matt, zittrig und schließlich melancholisch. Im entscheidenden Augenblick werden durch die fixen Ideen und Befürchtungen die Kräfte reduziert, was die

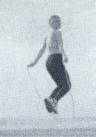

Kontrolle und Koordination für einen körperlichen Einsatz hemmt. (Bei Lampenfieber siehe auch **Gelsemium** und **Aconitum**.)

Wegen solcher Art seltsamer Befürchtungen und Ängste und vor allem wegen ihrer abergläubischen Gedanken und Vorstellungen sollen Menschen in solchen Gefühlssituationen unbedingt Argentum nitricum einnehmen. Es befreit von den angstvollen Vorstellungen und bringt die erforderliche Ruhe und Klarheit der Gedanken.

Anwendung:
Argentum nitricum D6, D12.
Zu Beginn bei tief sitzenden Angstneurosen **C30, C200, LM6-LM18**.

Ehrgeizige, übergenaue, geschwächte, angstvolle Persönlichkeit

Arsenicum album

Man ist am Ende aller Kräfte. Die Angst wirkt lähmend. Arsenicum-album-Persönlichkeiten sind überordentliche Menschen. Sie verzweifeln und werden ängstlich, wenn etwas nicht genau nach Plan verläuft. Diese Menschen werden von einer tiefen Angst befallen, mit dem Gefühl, das Ziel oder die Anforderungen nicht zu schaffen, trotz korrekter, fleißiger Arbeit in Beruf und Training. Man fühlt sich im Ehrgeiz, der Überkorrektheit und peinlichen Genauigkeit körperlich und psychisch überarbeitet. Tiefe Verzweiflung macht sich breit. Es fehlt der Mut zum Weitermachen.

Meist tritt eine Ängstlichkeit anfallsartig zusammen mit nächtlicher Ruhelosigkeit auf, die bevorzugt *nach Mitternacht* erscheint und nicht schlafen lässt. Die Folge sind Schwäche, Erschöpfung, Verzweiflung und Konzentrationsstörungen. Man denke hier auch an Lampenfieber und Prüfungsangst. Für Menschen mit derartigen psychisch-geistigen Zuständen oder bei einer derartigen konstitutionellen Veranlagung ist Arsenicum album das ausgleichende und harmonisierende Mittel. Es bringt nach einiger Zeit der Anwendung die erforderliche Lässigkeit und Übersicht.

Anwendung:
Arsenicum album C30, C200, LM18, wenn psychisch vegetative Symptome vorherrschen oder das Persönlichkeitsbild zutrifft. Tiefe Potenzen **D6-D12** etwa bei Erschöpfung oder Schlafstörung.

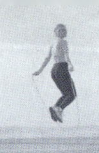

Reizbarkeit, Ungeduld, Überempfindlichkeit, Boshaftigkeit

Chamomilla

Ein launenhaftes, schreiendes Kind, das sich sofort beruhigt, wenn es von der Bezugsperson im Arm getragen wird, aber gleich wieder schreit, wenn dies nicht mehr geschieht, ist das Chamomilla-Bild des Kindes.

Beim Erwachsenen ist es ein Zustand von Ungeduld, Reizbarkeit, Boshaftigkeit und Überempfindlichkeit. Menschen, denen Chamomilla hilft, sind bockig, zornig, launenhaft und gereizt. Sie sind überempfindlich bei den geringsten Schmerzen und jammern kläglich. Sie werden boshaft, wenn sie nicht genügend Beachtung finden und wenn man ihren Wünschen nicht ausreichend nachkommt. Sie wollen hofiert und „auf Händen" getragen werden.

Chamomilla ist gleichzeitig ein homöopathisches Mittel gegen Gereiztheit bei Schmerzen. Es nimmt dem Schmerz die Spitze und dem Patienten die ärgerliche Stimmung, vertauscht die innere Überempfindlichkeit mit Entspannung und Geduld.

Anwendung:
Chamomilla D6 über Wochen, **LM18, C200, C1000** für das Chamomilla-Persönlichkeitsbild. Im akuten Zustand das Mittel in kurzen Abständen wiederholen.

Inneres Zittern, innere Steifheit und Verkrampfung

Gelsemium

Man fürchtet sein psychisches Gleichgewicht zu verlieren. Menschen, die Gelsemium brauchen, werden von dem Gefühl geplagt, sich psychisch nicht mehr kontrollieren zu können. Alle Beschwerden werden *durch Erregung schlechter*. Kommt eine Aufgabe oder Herausforderung, spürt der Betroffene innerliches Zittern und die Angst zu versagen. Gelsemium ist deswegen eines der vorzüglichen Mittel bei Lampenfieber und Versagensangst zum Beispiel vor Wettkämpfen oder Prüfungen. Gleichzeitig besteht eine innere Unruhe mit nervösem Bewegungsdrang. Man wird hin und her getrieben. Eine schlechte Nachricht verursacht inneres Zittern und Erregung, Nervosität und Ängstlichkeit.

Es gibt eine besondere Herzsensation, die durch Gelsemium geheilt werden kann: das Gefühl, man müsse sich bewegen, damit das Herz nicht stehen

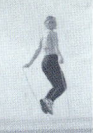

bleibt. Immer, wenn man sich still verhält, beginnt das Herz unruhig zu klopfen und zu stolpern.

Ebenso können nervös ausgelöste Muskelverspannungen mit Störungen in Funktion und Koordination der Muskulatur auftreten. Die Bewegungsabläufe sind steif und eckig. Nach körperlicher Arbeit und sportlichen Anstrengungen wird oftmals ein unnormales Ermüdungsgefühl in Armen und Beinen verspürt. Wetterwechsel, besonders Föhn, kann den Zustand verschlechtern und Müdigkeit und Kopfschmerz hervorrufen.

Durch Gelsemium können Erwartungsängste und innere Erregungszustände beseitigt und damit Kraftreserven mobilisiert werden. Gelsemium ist auch das passende Mittel, wenn man durch aufregende Nachrichten aus seinem inneren Rhythmus gebracht wird.

Anwendung:
Gelsemium D8, D12 zum Ausgleich einer Erregung oder bei Lampenfieber eventuell schon Tage vorher **C30, C200** einnehmen.

Stiller Kummer oder Hysterie

Ignatia

Ignatia passt für erregbare Naturen, mit rasch wechselndem Gemütszustand etwa von Lachen zu Weinen. Es handelt sich um feinfühlige empfindsame Wesen mit hysterischen Merkmalen, wie Ohnmacht bei Erregung. Es ist das Mittel bei lang aufgestautem seelischen Kummer oder nach Enttäuschung.

Das Ignatiabild passt häufiger bei *Frauen*. Körperlich besteht ein Knödelgefühl im Hals und Neigung zu Hämorrhoiden mit Druckgefühl im After. Tabakrauch wird nicht vertragen.

Ignatia glättet die Wechselhaftigkeit des Gemüts und gleicht die Höhen und Tiefen der Stimmung aus. Ebenso verschwinden die körperlichen Symptome.

Anwendung:
Lang bestehende psychische Zustände sollte man mit **Ignatia LM18** oder **C200** behandeln. Gegen die organischen Beschwerden haben sich auch die Potenzen **D4-D6** bewährt.

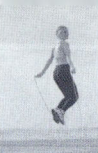

Ärger, den man nicht vergessen kann

Natrium muriaticum

Die Kraft und Leistungsfähigkeit mancher Menschen wird von den Gedanken an die Vergangenheit bestimmt. Sie können sich zu keiner Leistung, schon gar nicht zur Hochleistung steigern, weil ein Ärger oder eine Niederlage nicht vergessen werden kann. Natrium muriaticum ist hierfür ein Heilmittel. Es passt für Menschen, die an alten ärgerlichen Ereignissen kleben, und wegen früherer seelischer Verletzungen gekränkt bleiben. Die Natrium-muriaticum-Persönlichkeiten können ihr Gefühl nicht von ärgerlichen Niederlagen oder Streitigkeiten freimachen und kommen gedanklich immer wieder darauf zurück. Sie reagieren gereizt, geraten oft bei Kleinigkeiten in Zorn, können nicht verzeihen und ziehen sich schließlich trotzig zurück. Auch bilden sich diese Menschen ein, dass sie hässlich aussehen. Diesen Kreislauf kann Natrium muriaticum durchbrechen. Es nimmt die Tragik des Erlebten, macht versöhnlich und stellt die „Gedankenmühle" ab.

Natrium muriaticum ist das Mittel für Sportler, die sich aus geringem Anlass von ihrem Trainer oder von der Mannschaft lösen, gute Ratschläge stets missverstehen und auf gutes Zureden und Zuspruch noch gereizter und noch unversöhnlicher reagieren. Solche Menschen geben eine viel versprechende Karriere auf und brechen ihre Beziehung plötzlich und unwiderruflich ab.

Menschen, die Natrium muriaticum als Heilmittel brauchen, neigen körperlich unter anderem zu Kopfschmerz, Verstopfung, zum Weinen, zur Abmagerung und Erschöpfung. Oftmals besteht *krankhaftes Verlangen nach Salz* und gesalzenen Speisen.

Anwendung:
Natrium muriaticum D8-D12, wenn organische Symptome dabei sind. **LM6-LM18** bei alten, lange zurückliegenden psychischen Erlebnissen. **C200 oder C1000**, wenn man der Indikation sicher ist, alle 6–8 Wochen.

Mangelndes Selbstvertrauen, übertriebene Selbstkritik

Silicea

Der Mensch, der Silicea braucht (Silicea-Typ) ist in seiner Gefühlslage sehr abhängig von seinem Umfeld. Es mangelt ihm an Selbstvertrauen und im Grunde seines Wesens ist er schüchtern und unsicher. Hinter seinem Handeln steht das Gefühl und die permanente Sorge, was wohl andere von ihm

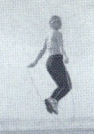

denken könnten. Oft versucht er, dieses Grundgefühl mit ehrgeizigen Vorhaben und Leistungswillen aber auch Eigensinn zu überspielen.

Die Silicea-Typen leiden in ihrer körperlichen Leistung ebenfalls unter ihrer Unsicherheit und Selbstkritik. Wegen ihres feingliedrigen Körperbaus findet man solche Menschen als Sportler oder im Beruf stets in der zweiten Reihe. Für den ersten Platz oder die Führungsposition fehlt meist der Mut, die Kraft oder das Selbstvertrauen. Sie sind auf ihrem Gebiet zuverlässige Partner. Zur Stärkung ihrer Persönlichkeit benötigen sie eine harmonische, zwischenmenschliche Beziehung und das homöopathische Mittel Silicea.

Anwendung:
Silicea D12, wenn körperliche Symptome vorherrschen. **LM6-LM18** oder **C30-C1000**, wenn die psychisch-geistigen Symptome zutreffen.

Beleidigtsein – Beleidigtwerden – Unzufriedenheit

Staphisagria

Es gibt Menschen mit großer psychischer Überempfindlichkeit gegen die geringsten geistigen Eindrücke. Durch ein harmloses Wort fühlen sie sich beleidigt oder glauben, dass man sie beleidigt hat und zeigen große Entrüstung. Diese Menschen sind aufbrausend, aber nur innerlich, denn sie unterdrücken ihren Ärger. Es ist unter ihrer Würde, zu streiten und gegen die Beleidigung zu kämpfen. Sie schlucken ihren aufgestauten Zorn, können nicht frei aus sich herausgehen und bleiben gehemmt. Schließlich werden sie durch die innere Anspannung verkrampft, zittrig und erschöpft. Eine dauernd anhaltende und stille Selbstkritik wegen scheinbar begangener Fehler begleitet sie in allen Lebenslagen und hemmt ihre Leistungsfähigkeit.

Staphisagria kann diesen Zustand – auch im Akutfall – sofort verbessern. Es löst die innere Anspannung und verschafft eine innere Distanz zum auslösenden Ärgernis.

Anwendung:
Im Akutfall bei unterdrücktem starkem Zorn verbessert **Staphisagria LM18** oder **C200** nach einigen Minuten den verärgerten Gemütszustand. Die chronisch psychische Überempfindlichkeit lässt sich günstig mit **Staphisagria D8**, über einen längeren Zeitraum genommen, beeinflussen.

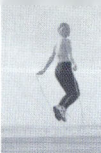

Ehrgeiz, Egoismus, Unordnung, Schwäche

Sulfur

Sowohl das psychische wie körperliche Verhalten eines Menschen, der Sulfur braucht, ist voller Gegensätze und pendelt zwischen einer Reihe von Extremen. Es sind Menschen mit starkem Geltungsbewusstsein, egoistisch, diktatorisch, aber genauso gut finden wir den Sulfur-Typ bei den charakterlich Schwachen, den Gleichgültigen, den Trinkern. Sulfur-Menschen können überaktive Streber sein, mit wissenschaftlichen Ambitionen, die körperlich und geistig überall an der Spitze stehen wollen. Meist werden sie sich wegen mangelnder Substanz psychisch überarbeiten. Sie werden schließlich übermüden, werden zerstreut, schlaflos, fallen in ihrer körperlichen und geistigen Leistung ab und bieten schließlich das Bild eines schlampigen, schmuddeligen, zerstreuten faulen Menschen. Sie fühlen sich wertlos und haben Anfälle von depressiven Zuständen. Ihre Vielseitigkeit schlägt um in Orientierungslosigkeit und sie werden leicht zu Trinkern (ähnlich wie **Staphisagria**, hier jedoch wegen Beleidigung und Enttäuschung).

Menschen in einem solchen Gemützustand ziehen alte, schmuddelige, zerlumpte Kleider an, weil sie diese für schön halten. Man denke an die Hippieszene. Bei den ursprünglich ehrgeizigen Sulfur-Menschen kommt schließlich die Grundstimmung der Unordnung, Schmuddeligkeit und Schwäche durch. In ihrer privaten und geschäftlichen Arbeitsumgebung bleibt alles unaufgeräumt. Es stapeln sich die Arbeitsutensilien auf dem Tisch, dem Fußboden, auf den Stühlen, den Regalen, den Fensterbänken. Ein heilloses Durcheinander!

So finden wir bei Menschen in Freizeit und Sport oftmals diese ursprünglich ehrgeizigen Sportlertypen, die ihre Leistungsgrenzen sehr weit – zu weit gesteckt haben und zu viel erreichen möchten. Sie möchten dominieren, bis zu dem Punkt, wo sie sich übernommen haben oder auch nur so fühlen, als wären sie überlastet. Dann bricht alles zusammen, ihr sportlicher Ehrgeiz und ihre Arbeitskraft. Sie werden inaktiv, verschieben ihr sportliches Training für den Wettkampf auf die letzte Minute, werden nachlässig und gleichgültig und letztlich depressiv. Solche Menschen einigermaßen bei der Arbeit oder beim Training zu halten, ist nur möglich mit ständiger Belobigung und Worten der Bewunderung.

Häufig sind bei Menschen, die Sulfur in einer Hochpotenz benötigen, einige körperliche Symptome besonders auffällig: Schlaflosigkeit, Durchfall, der

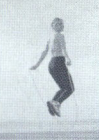

morgens früh aus dem Bett treibt (aber auch als Gegensatz die knollige Ver-stopfung), Brennen oder Jucken an verschiedenen Körperstellen, allgemeine Unsauberkeit, *Abneigung gegen Waschen* und Neigung zu Hauterkrankungen.

Sulfur ist ein Mittel, das bei sehr vielen, besonders bei unterdrückten Krankheiten und Störungen angewandt werden sollte. Wenn andere sorgfältig ausgewählte homöopathische Mittel keine Wirkung zeigen, ist Sulfur ein wichtiges Mittel, um bei akuten und chronischen Erkrankungen den Organismus in seiner Reaktionskraft aufzurütteln.

Menschen, bei denen die oben beschriebenen psychischen wie körperlichen Beschwerden oder die Gegensätzlichkeiten mit Störungen ihrer inneren und äußeren Ordnung vorhanden sind, können durch homöopathisiertes Sulfur als passendes Mittel zur Stabilität und Harmonie des vegetativen Nervensystems zurückfinden.

Anwendung:
Bei akuten und chronischen Störungen **Sulfur LM6-LM18, D12.** Beim Sulfur-Typ auch Gaben von Sulfur **C30, C200** in monatlichem Abstand. **Vorsicht:** Bei häufigen Gaben von Sulfur und hohen Potenzen ist daran zu denken, dass alte, unterdrückte Krankheitsbilder wieder in Erscheinung treten können. Deshalb empfehle ich, einen homöopathischen Fachmann zu fragen!

Leistungssteigerung bei Schwächen der Konstitution und der körperlichen Veranlagung

Die Konstitution ist definiert als die Gesamtheit aller angeborenen individuellen Merkmale, Eigenschaften und Wesenszüge.

Seit jeher bemüht sich die Medizin, die verschiedenen Konstitutionen in den individuellen Menschentypen und Charakterbildern zu unterscheiden. In der Konstitution sind verschiedene *Reaktionsbereitschaften* enthalten, die bestimmte Entfaltungs- und Entwicklungsmöglichkeiten des Individuums Mensch vorgeben.

Zu den Grundsätzen der Homöopathie gehört es, das *gesamte Erscheinungsbild* des Menschen als Ausdruck der Konstitution zu erfassen und in die individuelle Therapie einzubeziehen. Die Homöopathie hat, wie kaum eine andere medizinische Disziplin, die genauen und tiefen Zusammenhänge der menschlichen Konstitution aufgezeichnet. Anhand der Arzneimittelbilder

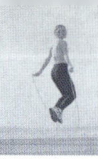

lassen sich die verschiedenen Konstitutionsmerkmale darstellen, die zu einem bestimmten Menschentyp mit seinen körperlichen, geistigen und psychischen Eigenschaften und Verhaltensweisen gehören. Die Arzneimittelprüfungen machen es der Homöopathie möglich, die individuellen Qualitäten, so auch Mängel und Schwächen auf allen menschlichen Ebenen von Körper, Geist und Gefühl individuell zu erfassen. Aus der gewonnenen Erkenntnis heraus lässt sich dann mit dem homöopathischen Mittel regulierend in die Reaktions- und Entfaltungsmöglichkeiten sowie die Leistungsfähigkeit des Menschen eingreifen.

Die Homöopathie hat auf der Basis der Arzneimittelversuche und ihrer 200-jährigen Erfahrung eine Reihe von Konstitutionsmerkmalen homöopathischer Arzneien erarbeitet.

Im Rahmen von Freizeit und Sport gilt es, die körperliche und geistige Verfassung als harmonische Einheit zu optimieren. Für den körperlich aktiven Menschen sollen vorrangig seine konstitutionellen Eigenschaften wie Körperbau, Bindegewebsfunktion, Leistung und Reaktion des Bewegungsapparates, Ausdauer und Spannkraft insgesamt gefördert werden.

Im Zusammenhang mit Sport und Freizeit sollen hier nur vier als sehr wertvoll erwiesene, homöopathische Mittel zur Verbesserung der Konstitution genannt sein:

- Calcium carbonicum
- Phosphorus
- Silicea
- Tuberculinum-Koch

Calcium carbonicum

Die homöopathische Erfahrung lehrt, dass jeder Mensch von Geburt an eine Dosis homöopathisches Calcium carbonicum haben sollte. In der Entwicklung des menschlichen Organismus gibt es kein Mineral, welches bei allen Funktions- und Lebensvorgängen mehr gebraucht wird als Calcium. Es ist das Mittel, welches dem Menschen im Wesentlichen die Form und die Funktion seines Körpers gibt. Körperlich ist es ein besonderes Aufbaumittel für das Bindegewebe, Knochen, Gelenke, für das Blut und alle Organsysteme. So ist das homöopathische Calcium carbonicum ein konstitutionelles *Heil- und Regulationsmittel obersten Ranges*.

Calcium-carbonicum-Typen sind als Kinder häufig dicklich, pastös, aufgedunsen und neigen zu rachitischen Knochenveränderungen. Sie sind schwer-

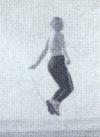

fällig und von langsamer Reaktionsart. Sie leiden an feuchtkalten Händen und Füßen, an übermäßiger Schweißbildung, besonders am Kopf und neigen zu Erkältungen.

Häufig ist ihnen großes Verlangen nach gekochten Eiern, nach Zucker, nach kalten Getränken und eine Abneigung gegen Milch zu eigen.

Calcium-Typen nehmen diese Schwächen und Neigungen mit durchs ganze Leben, falls sie nicht mit homöopathischem Calcium carbonicum behandelt werden. Bei körperlicher Herausforderung, etwa im sportlichen Training, neigen sie dazu, eher aufzugeben als durchzuhalten. Auch geistig fühlen sie sich schnell überfordert. Die Konstitution ist gekennzeichnet durch eine rasche Ermüdbarkeit. Es fehlt an Spannkraft – körperlich wie geistig.

Für den Menschen, der nie Ausdauer und Leistungen erbringen kann, weil er grundsätzlich Anstrengungen nicht gewachsen ist und schnell ermüdet und der die beschriebene Schwäche des Bindegewebes und des Nervensystems aufweist, ist Calcium carbonicum in homöopathischer Form ein großes Hilfsmittel zur Verbesserung seiner Konstitution.

Jeder Mensch sollte in seinem Leben einige Male homöopathisches Calcium carbonicum zur Verbesserung seiner Konstitution genommen haben.

Anwendung:
Calcium carbonicum D8-D12, LM6-LM18 zur Verbesserung seiner körperlichen Funktionen über einen längeren Zeitraum. **C200, C1000** zur Verbesserung der Konstitution und des Habitus. Einmalige Gaben im Abstand von 1 bis 2 Monaten.

Phosphorus

Phosphorus passt für hoch gewachsene, schlanke Menschen mit zartem Haar, rascher Auffassungsgabe, temperamentvoller aber feinfühlig übersensibler Natur. Meist sind diese Menschentypen als junge Leute rasch gewachsen und zeigen oft eine gebeugte Haltung. Es besteht eine gewisse Abneigung gegen körperliche Anstrengung und körperliche Belastungen. Dies lässt sich gut verstehen, wenn man weiß, dass dieser Menschentyp schnell erschöpft und kreislaufabil ist. Trotz seiner Erschöpfbarkeit und schwächlichen Konstitution sucht er nach Aktivität.

Es besteht eine Überempfindlichkeit und Übersensibilität der Sinne gegen Lärm, Gerüche, Licht und körperliche Berührungen. Der Phosphortyp spürt

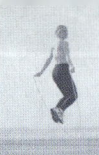

geradezu die elektrischen Spannungen in der Atmosphäre, aber auch in Gesellschaft und zwischenmenschlichen Beziehungen. Der kindliche Phosphortyp möchte nachts mit Licht schlafen und hat Angst vor Dunkelheit und vor Gewitter. Auffällig ist das Verlangen nach kalten Getränken und Speisen, auch wenn diese wieder erbrochen werden. Im Erwachsenenalter kann der Phosphorus-Konstitutionstyp meist nicht auf der linken Körperseite liegen. Sind neben der raschen Ermüdbarkeit und großen Sensibilität auch Neigung zu Knochenschmerzen und zu wiederkehrenden Bronchialerkrankungen vorhanden, so geben diese weitere Hinweise auf das Konstitutionsmittel Phosphorus.

Anwendung:
Phosphorus D6-D12 zur Verbesserung der körperlichen Beschwerden. Bei Konstitutionsmängeln **C200, C1000** in Abständen von mehreren Monaten, **LM6-LM18** jeden zweiten bis dritten Tag.

Vorsicht mit Hochpotenzen (C200, C1000) von Phophorus, wenn Blutungsneigung besteht oder bekannt ist! In seltenen Fällen ist eine Blutung als Erstverschlimmerung möglich. Im Zweifelsfall den homöopathischen Fachmann fragen!

Silicea

Silicea eignet sich als Konstitutionsmittel für den feingliedrig gewachsenen, nicht belastbaren Menschen. Im Vergleich zur Calcium-carbonicum-Konstitution sind Siliceatypen von schlankem, zartgliedrigem und asthenischem Körperbau. Sie sehen eher mager, wie nicht ausreichend ernährt aus. Der Siliceatyp ähnelt im Aussehen zwar dem Phosphortyp, nicht aber in seiner Gemütslage. Es handelt sich um psychisch und physisch empfindsame Menschen, die unsicher, verzagt und schüchtern sind. Sie sind meist mit einer übermäßigen Selbstkritik behaftet und stets besorgt, was wohl andere von ihnen denken könnten.

Als Sportler können sie sich wegen dem grazilen Körperbau und der geringen Elastizität nicht so recht zu einem körperlich athletischen Sportler entwickeln. Ihr zugleich mangelndes Selbstvertrauen hemmt ihre körperliche und psychische Dynamik.

Silicea baut die schwächliche Konstitution, das Bindegewebe, die Muskulatur und das Selbstvertrauen auf. Bewährt hat sich Silicea auch, um Schäden durch Impfungen vorzubeugen oder zu vermeiden.

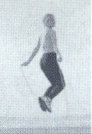

Anwendung:

Silicea D6-D12 bei körperlichen Beschwerden über mehrere Monate. **C200, C1000** beim Konstitutionstypen Silicea im Abstand von 1 bis 2 Monaten.

Tuberculinum-Koch

Tuberculinum gehört zu den *Erbnosoden* in der Homöopathie. Es eignet sich zur Behandlung der familiären Disposition für die ererbte und allgemein kränkliche Schwäche. Es bietet sich zur Behandlung an, wenn bei chronischen oder wiederkehrenden Beschwerden konstitutionelle Schwächen, die man auf familiärem Weg ererbt hat, ursächlich beteiligt sind.

Tuberculinum ist ein besonderes „Reaktionsmittel". Es verbessert zum einen die körperliche Reaktion und Stabilität auf krank machende Einflüsse und steigert zum anderen die Reaktion auf andere homöopathische Arzneimittel, die, obwohl man sie passend ausgewählt hat, keine entsprechende Heilwirkung zeigen.

Der Mensch, der Tuberculinum braucht, ist sehr kälteempfindlich und zeigt eine verminderte und geschwächte Abwehrkraft, besonders gegen grippale Infekte. Er neigt zu wiederkehrenden katarrhalischen Erkrankungen wie Schnupfen, Nasen-Nebenhöhlen-Entzündungen, Bronchialkatarrh, Tonsilleneiterungen und Polypen. Häufig sind Lymphdrüsenschwellungen sowie Hautausschläge oder Muskelrheuma in der Vorgeschichte gewesen.

Tuberculinum ist ein überaus wertvolles Mittel für den Sportler. Es kann bei einer möglichen Erbbelastung des schwächlichen Typus den Weg für Leistungssteigerung und Dynamik freimachen.

Anwendung:

Tuberculinum-Koch C200, C1000

Bei rezidivierenden Beschwerden nach 6 Wochen, bei chronischen nach 3 Monaten wiederholen. Die Verabreichung von Tuberculinum erfordert eine gewisse Vorsicht bei Menschen, die an allgemein schweren Erkrankungen leiden.

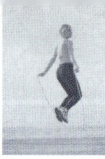

Leistungssteigerung bei Schwäche des Immunsystems und der Abwehrkräfte

Die große Bedeutung der Abwehrkräfte für unsere körperliche Vitalität und Leistungskraft ist heute unbestritten. Eine zentrale Aufgabe hat hier das Immunsystem mit allen damit im Zusammenhang stehenden Organen und kompetenten Zellen, die der Krankheitsabwehr dienen. Auf dem weiten Gebiet der Immunologie sind noch viele Vorgänge unerforscht. Viele Erkrankungen, deren Ursache man noch nicht kennt, sind aber höchstwahrscheinlich auf Veränderungen oder Fehlleistungen des Immunsystems zurückzuführen.

In Freizeit und Sport geht es vor allem um die alltägliche Abwehrschwäche bei Bakterien- und Virusinfekten, die die Leistungsfähigkeit und Vitalität des Körpers mindern und zu einer Reihe von Störungen der Befindlichkeit führen können. Hinweise auf eine Abwehrschwäche sind oftmals sich wiederholende Zeichen von unterschwelligen Infektionen mit Erschöpfung, Müdigkeit, Niedergeschlagenheit, Kopfschmerz, Kreislaufstörungen, Muskelschmerzen und dergleichen mehr. Es fehlt dem Körper an Abwehrkraft und Widerstandskraft, die sich letztlich in Leistungsabfall und Leistungsminderung äußert.

In der Homöopathie gibt es eine Reihe von Arzneien mit der Möglichkeit, die Abwehrkräfte des Körpers zu mobilisieren und die Leistungskraft zu steigern. Gerade im Sport ist es erforderlich, die körperliche Vitalität und Fitness möglichst rasch und ohne Nebenwirkungen wiederherzustellen.

Bei der homöopathischen Behandlung der geschwächten Abwehrkraft sollte man beachten, ob vorausgegangene Infekte, schwächende Krankheiten, ob Konstitutionsmangel oder allgemeine Erschöpfungszustände eine Ursache sein könnten und schließlich, ob es sich um eine Abwehrschwäche ohne erkennbaren Grund handelt. Es wird deshalb empfohlen, bei einer Schwäche des Immunsystems und der Abwehrkräfte verschiedene ergänzende Kapitel mit heranzuziehen.

Gibt es keinen erkennbaren Grund für eine mangelnde Abwehrkraft, so können die nachfolgend aufgeführten Homöopathika zur Anregung des Immunsystems sehr hilfreich sein:

Homöopathische Mittel bei Abwehrschwäche:

- Acidum fluoratum
- Acidum phosphoricum
- Arsenicum album

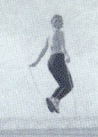

- Baptisia
- Barium carbonicum
- Conium
- Crotalus horridus
- Echinacea
- Kalium phosphoricum
- Tellurium

Acidum fluoratum

Gilt als Mittel bei tief sitzenden Störungen (Dystrophien) und Schwächen aller Organsysteme. Es ist dort angezeigt, wo die Widerstandskraft im Laufe des Lebens völlig ins Negative abgeglitten ist. Dort, wo früher eher eine Überaktivität und Unermüdlichkeit bestanden hat und sich im Laufe des Lebens diese Aktivitäten in eine depressive Antriebslosigkeit gewandelt haben, ist Acidum fluoratum ein regenerierendes Mittel. In der Homöopathie wird dieses große Mittel auch eingesetzt bei immungeschwächten Personen, die zu Eiterungen, chronischen Entzündungen, Bindegewebsschwäche, Alterungsprozessen und Osteoporose neigen.

Anwendung:
Acidum fluoratum D8, D12, LM18

Acidum phosphoricum

Erschöpfung auf allen Lebensebenen, körperlich, geistig und psychisch. Man lässt sich gehen, ist am Ende der Kraft und hat das Gefühl, der Körper könne nicht mehr reagieren. Oft sind dies die Spätfolgen von Enttäuschung und nicht verarbeitetem Kummer. Man ist bei Sport und Arbeit lustlos, mutlos. Es fehlt jede Dynamik.

Anwendung:
Zuerst mit **Acidum phosphoricum D12** beginnen. Eventuell gibt man danach **Acidum phosphoricum LM6, LM12, LM18**, falls noch erforderlich.

Arsenicum album

Es ist das Mittel, wenn die Vitalität darniederliegt und alle körperlichen Reserven verbraucht sind. Es entwickelt sich große Erschöpfung bei nur leichter körperlicher Anstrengung, mit allmählichem Gewichtsverlust. Man ist am Ende seiner Kräfte. Tiefe Angst breitet sich aus, besonders nach schweren Be-

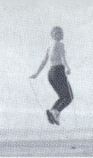

lastungen des Körpers oder durch böse Krankheiten, wenn die Abwehrkräfte und das Immunsystem sich nicht mehr zu erholen scheinen. Auffällig ist oft eine unbegründete Angst beim Alleinsein.

Anwendung:
Arsenicum album D6-D12. Auch Einzelgaben **C30-C200** können bei psychischen Symptomen dazwischen geschaltet werden.

Baptisia

Baptisia hebt die Widerstandskraft des Körpers. Baptisia sollte deshalb bei allen bösartigen Fiebern zum Einsatz kommen. Bei den bakteriellen und viralen Infekten ist es ein Mittel für die geschwächte Immunlage. Die Arznei sollte immer eingesetzt werden, wenn ein Krankheitsbild schwer zu verlaufen droht, gleichgültig, ob es sich um Tonsillitis, Grippe, Hepatitis, Darminfektion oder Hirnhautreizung handelt. Fehlende Abwehrkräfte und die Neigung zu eitrigen Entzündungen, Geschwürsbildungen und Sepsis (Blutvergiftung) weisen auf Baptisia hin. Wahlanzeigend sind neben der Schwäche auch geistige Verwirrung mit Unruhe. In manchen Fällen besteht große Schmerzhaftigkeit der Muskulatur und das Gefühl, als wäre der Körper auseinander gebrochen.

Wenn nach solchen Infektionen Restzustände zurückbleiben, hat sich die Anwendung von Baptisia zur Anhebung der Immunlage – zusammen mit **Echinacin** oder **Crotalus horridus** – bestens bewährt.

Anwendung:
Baptisia D1-D4 oder zur Nachbehandlung nach Infektionen **D6** und **D12**, **LM18, C200** eventuell am Beginn einer Erkrankung.

Barium carbonicum

Die Drüsen und das Lymphsystem stehen im engen Zusammenhang mit dem Stoffwechsel und dem Immunsystem. Barium carbonicum ist das Mittel der chronischen Insuffizienz der Drüsen, vor allem der Lymphdrüsen und hat somit einen Einfluss auf die zellulären und lymphogenen Abwehrkräfte. Es ist das Mittel bei vergrößerten Gaumen- und Rachenmandeln und anderen vergrößerten, langsam reagierenden Lymphdrüsen. Diese oft reaktiv vergrößerten Lymphdrüsen sind auch Zeichen einer verzögerten Infektabwehr. Bei Kindern sind sie sehr häufig vergesellschaftet mit verzögerter geistiger und körperlicher Entwicklung.

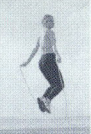

Anwendung:

Barium carbonicum D4, D12 über einen längeren Zeitraum, je nach Situation über mehrere Monate. Bei Kindern eventuell nach einer Pause wiederholen. **C200** als Zwischengaben.

Conium

Die Bedeutung dieses Mittels wurde schon bei den Erschöpfungszuständen erwähnt. Conium passt für den plötzlichen Kräfteverlust und die lähmungsartige Schwäche an Körper und Geist. Häufig bestehen Schwindelzustände. Die lähmungsartigen Schwächezustände beginnen zuerst in den Beinen.

Conium ist ein bewährtes Tonikum nach fieberhaften Infekten, nicht ausgeheilter Grippe oder nach sonstigen langwierigen Erkrankungen. Es wirkt immunstimulierend und abwehrstärkend und hat eine besondere Beziehung zum Lymphsystem und wirkt bei vergrößerten und verhärteten Drüsen und Lymphknoten.

Anwendung:

Conium als Tonikum und Immunstimulanz in den Potenzen **D4, D6, D12**. Bei psychischen Schwächen und Schwindel haben sich auch höhere Potenzen **LM18, C200** als wirksam erwiesen.

Crotalus horridus

Es ist das Mittel bei tief greifender Abwehrschwäche etwa nach langen Infektionen oder septischen Zuständen, oder auch, wenn durch Abwehrschwäche ein infektiöser Prozess nicht zum Ausheilen kommen will. Gleichgültig, ob es sich hier um schwere Sepsis, Thrombosen, eitrige Entzündungen, Tonsillitis, Herzmuskelentzündungen, Diphtherie oder sonstige septische Entzündungen handelt. Crotalus horridus ist das Mittel, mit dem man diesen schweren Angriff bösartiger Entzündungen auf den Körper und deren Folgen abwehren kann. Man sollte immer an dieses Mittel denken, wenn sich bei einem Sportler Kräfte und Organfunktionen nach schweren Infektionskrankheiten nicht wiederherstellen lassen und sich dann etwa Herzrhythmusstörungen, Nierenschäden, Schweißausbrüche, Hitzewallungen, Kreislaufschwächen oder Zittrigkeit einstellen. Oft heilt es, wenn nach bösartigen Entzündungen oder schwerem Fieber noch ein inneres Krankheitsgefühl besteht und man nicht zu seiner alten Form zurückfinden kann.

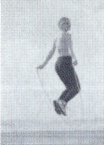

Anwendung:
Crotalus horridus D4, D6, D12

Echinacea

Echinacin, ein Wirkstoff der Heilpflanze Echinacea (Sonnenhut), aktiviert das körpereigene Abwehrsystem und steigert die Widerstandskraft des Gesamtorganismus. Schon in der Volksmedizin der Inkas und der Indianer, den Ureinwohnern Mittel- und Südamerikas, war diese abwehrsteigernde Wirkung des Echinacin im Sonnenhut bekannt. Auch in neuen wissenschaftlichen Untersuchungen konnte nachgewiesen werden, dass die Einnahme von Echinacin die Anzahl der weißen Blutkörperchen, der Abwehrzellen im Blut, signifikant steigert.

Durch die Echinacin-stimulierte Immunabwehr können die durch Viren und Bakterien ausgelösten Infektionen zeitlich abgegrenzt und in ihrem Verlauf gelindert werden.

Besonders bei Virusinfektionen sind Antibiotika in der Regel wirkungslos. Hier ist eine Stärkung des Immunsystems durch Echinacin besonders wichtig, weil Dauer und Schwere des Krankheitsverlaufes weitgehend von der körpereigenen Abwehr abhängen.

Bei erhöhter Infektgefahr kann Echinacin vorsorglich genommen werden. Begleitend zur Antibiotika-Therapie hat sich die abwehrstärkende Wirkung von Echinacin und anderer geeigneter homöopathischer Arzneimittel bewährt.

Anwendung:
Echinacea Urtinktur oder D1, im Akutfall als Therapiestoß 3-mal 50 und mehr Tropfen für 3 Tage. *Wiederkehrende Infekte* sollten mit Echinacin Urtinktur 3-mal 20 Tropfen über drei bis vier Wochen behandelt werden. In sehr seltenen Fällen durch Echinacin auftretende allergische Hauterscheinungen verschwinden nach Absetzen des Mittels wieder.

Kalium phosphoricum

Kalium phosphoricum behebt Störungen des allgemeinen Stoffwechsels und der Abwehrkräfte. Die Abwehrschwäche zeigt sich oftmals durch chronische Infekte der Nasennebenhöhlen, der Bronchien und der Mundschleimhaut.

Es besteht Mangel an Willenskraft und nachlassende Spannkraft. Die Leistungs- und Abwehrschwäche führt schließlich in eine depressive Stimmungslage, zu Adynamie und körperlichem Verfall.

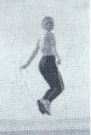

Anwendung:

Beginnen mit **Kalium phosphoricum D6** dann **D12**, falls noch erforderlich **LM18**.

Tellurium

Tellurium ist ein gutes Mittel, wenn der Körper nicht in der Lage ist, alte grippale Infekte und Katarrhe zu bekämpfen und auch widerlich bis übel riechende Ausdünstungen von sich gibt. Darüber hinaus wirkt Tellurium gegen Abnützungserscheinungen der Wirbelsäule, die mit Rückenschmerzen im Hals-, Brust- und Kreuzbeinbereich einhergehen (Lumboischialgie).

Anwendung:
Tellurium D6-D8, C30

Ergänzende Kapitel:

- „Leistungssteigerung bei Erschöpfungszuständen und Muskelschwächen", Seite 146
- „Fieberhafte Infektionen – Erkältungskrankheiten – Grippe", Seite 92
- „Leistungssteigerung durch Beseitigung von Herden und Störfeldern", siehe unten

Leistungssteigerung durch Beseitigung von Herden und Störfeldern

Jede anhaltende oder wiederkehrende, nicht erklärbare Erschöpfung oder Krankheit, deren Ursache nicht gefunden werden kann, sollte den Verdacht auf einen Herd erwecken.

In der Medizin ist bekannt, dass Herde eine Reihe von Krankheitszuständen hervorrufen können. Dazu gehören allgemeine Schwächezustände, Abgeschlagenheit, Antriebslosigkeit, leichte bis schwere Kreislauffehlregulationen, Wetterfühligkeit, Kopfschmerzen, schwere Erkrankungen im rheumatischen Formenkreis wie akutes Gelenkrheuma, muskelrheumatische oder neuralgische Schmerzen sowie Allergien und dergleichen.

Häufigste Ausgangsherde sind unterschwellig oder nicht ausgeheilte Entzündungen, beispielsweise der Mandeln, Nasennebenhöhlen, tote Zähne, Restentzündungen im Kiefer, Blinddarm, Mittelohr, nicht ausgeheilte Krankheitszustände im Harnwegs- und Unterleibsbereich.

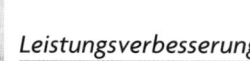

Leistungsverbesserung

Versteckte Herde finden sich häufig im *Zahnkieferbereich*. Besonders tote Zähne mit oder ohne Wurzelfüllung sowie nach Zahnextraktion im Kiefer zurückgebliebene Restentzündungen sind als Herd mit Störfeldcharakter verdächtig.

Viele Sportler und freizeitaktive Menschen, die ohne erkennbaren Grund rasch erschöpft, antriebslos und leistungsschwach sind und einen labilen Kreislauf haben, sollten nach möglichen Herden im Körper suchen. Ist ein Herd die Ursache für eine Leistungsschwäche, wird man sich erst wieder gesund und vital fühlen und seine Leistung steigern können, wenn der Herd beseitigt ist. Auch gut gewählte homöopathische Mittel werden in ihrer Wirkung durch ein starkes Herdgeschehen blockiert.

Bei Vorliegen eines Herdes mit Störfeldcharakter ist eine dauerhafte Leistungssteigerung nur gewährleistet, wenn eine Beseitigung des Herdes, gegebenenfalls auch chirurgisch, durchgeführt wird.

Ergänzendes Kapitel:

* „Herdgeschehen – Störfelder", Seite 100

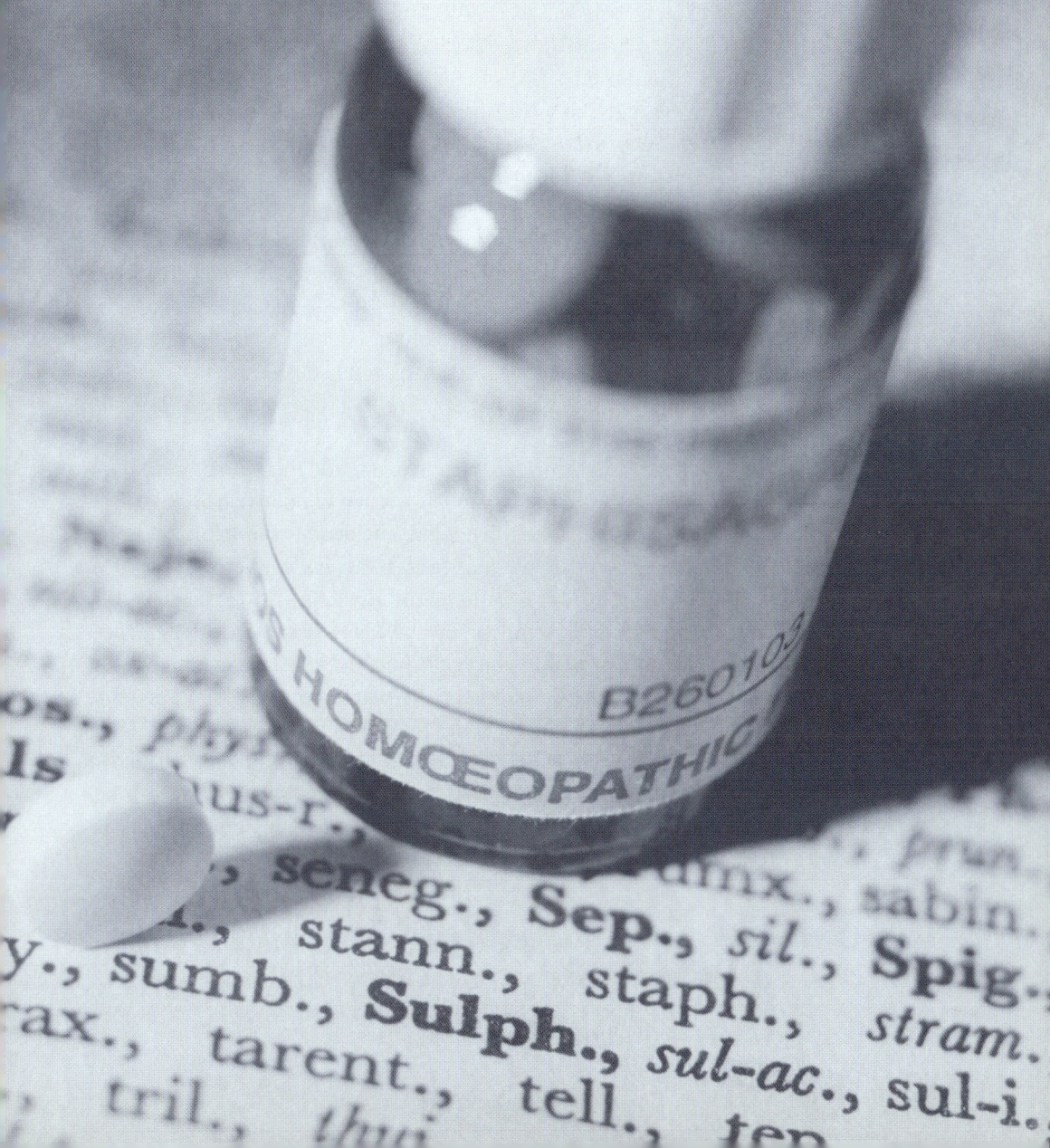

Erste Hilfe und Homöopathie
in Freizeit und Sport

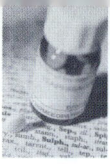

Grundlagen und Praxis

Unter dem Begriff „erste Hilfe" versteht man alle vorläufigen Hilfsmaßnahmen, die sofort und ohne großen Aufwand am Ort des Geschehens durchzuführen sind. Sie erstreckt sich auf alle Maßnahmen einer fachgerechten Versorgung von akuten Verletzungen und Erkrankungen. Erste Hilfe reicht von der Säuberung einer Schürfwunde bis hin zur Atemspende und stabilen Seitenlage beim Bewusstlosen.

Schwere Verletzungen und Kreislaufzusammenbrüche, die selbst bei gut durchtrainierten Hochleistungssportlern eintreten können, erfordern sofortiges gezieltes Handeln. Nicht immer ist ein Arzt sofort zur Stelle. Deswegen ist es unerlässlich, dass jeder Sportler die Regeln der ersten Hilfe beherrscht, um notfalls seinem Kameraden beizustehen. Oft kann durch umsichtiges Handeln in den ersten Minuten nach einem Unfall eine Katastrophe für das Leben des Betroffenen abgewendet werden. Die Erste-Hilfe-Regeln sollte heute jeder Sporttreibende genauso wie jeder Autofahrer oder Hobbywerker kennen. Entscheidend ist, dass der Helfer trotz der Aufregung des Geschehens in Ruhe und Besonnenheit die Situation einschätzen und daraus entsprechende Maßnahmen ableiten kann.

Es gibt eine Reihe von schweren Verletzungen, die nicht mehr am Sportplatz, sondern nur in der Klinik behandelt werden können, wo also der Helfer, außer ein paar Handgriffen, nichts Entscheidendes tun kann. Wenn er aber etwas von der *homöopathischen Erste-Hilfe-Behandlung* versteht, so ist er selbst noch in dieser schwierigen Situation in der Lage, eine zusätzliche Unterstützung und Hilfe zu leisten, wie etwa bei Bewusstlosigkeit, Gehirnerschütterung, Atemnot, Kreislaufversagen. Bei leichteren Verletzungen und Erkrankungen ist eine gute homöopathische Behandlung als Zusatztherapie zu den Erstmaßnahmen aus der Sicht des Kenners eine unersetzbare Hilfe.

Nach den Regeln der ersten Hilfe muss im Einzelfall immer entschieden werden, ob es sich um eine schwere Verletzung handelt, die so bald wie möglich in die Klinik gehört, oder um eine leichtere Verletzung, die einen gewissen zeitlichen Spielraum offen lässt.

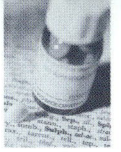

Welche Fälle lassen sich ambulant versorgen und welche gehören in die Klinik?

Sofort klinisch zu versorgende Verletzungen und Erkrankungen sind:

- Tiefe Wunden mit Blutungen aus großen Arterien oder Gefäßen
- Verletzungen mit Bewusstlosigkeit, fortbestehenden Kopfschmerzen, Übelkeit und Erbrechen
- Fortbestehende Atemnot
- Augenverletzungen
- Schmerzen an inneren Organen, deren harmlose Ursache nicht ausgeschlossen ist
- Knochenbruch oder dringender Verdacht auf Knochenbruch
- Fehlstellungen von Körperteilen oder Knochenpartien, die auf eine Gelenkluxation (ausgekugeltes Gelenk) hindeuten
- Alle Verletzungen und Krankheiten, bei denen man nicht in der Lage ist, eine Diagnose zu stellen und diese ambulant zu versorgen.

In Selbsthilfe zu behandeln sind:

Alle leichten Verletzungen. Hierunter fallen alle Verletzungen, die vorstehend nicht aufgeführt wurden und bei denen der ärztliche Betreuer oder Hilfeleistende in der Lage ist, den Krankheitszustand klar zu erkennen und zu versorgen.

Was kann die Homöopathie bei der ersten Hilfe leisten?

Die zentrale Frage lautet: Was kann das homöopathische Mittel überhaupt im Notfall bei den schweren Verletzungen und akuten Fällen ausrichten?

Gleichgültig, ob es sich um eine schwere oder leichte Verletzung handelt, können und sollten die homöopathischen Mittel als Zusatztherapie eingesetzt werden, denn je nach Verletzungsgrad und Notfallsituation hat die Homöopathie schwerpunktmäßig hochwirksame Mittel zur Verfügung.

Um jedoch Missverständnissen vorzubeugen, soll, wie bereits mehrfach erwähnt, darauf hingewiesen werden:

Die Homöopathie soll und kann nicht die üblichen, nach den Regeln der ärztlichen Kunst erprobten Erstmaßnahmen, die zur Erhaltung von Atmung, Blutzirkulation und zur Wundversorgung erforderlich sind, ersetzen. **Die Erste-Hilfe-Maßnahmen sind unumgänglich.** Aber ihnen kann die Homöo-

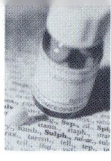

pathie als zusätzliche Hilfe an die Seite gestellt werden. Hier können Ärzte, ärztliche Betreuer, geschulte Helfer und schließlich der Verletzte selbst, der die homöopathischen Mittel kennt, effektiv zusammenarbeiten. So wie bei den erste-Hilfe-Maßnahmen schon mit wenigen Handgriffen schwere Folgen vermieden werden können, so kann auch der Kenner der Homöopathie mit wenigen Arzneimitteln zusätzlich große Hilfe leisten.

Für die Homöopathie sprechen eine Reihe von Vorteilen. Es wäre eine vertane Chance, dies unbeachtet zu lassen. Die homöopathischen Mittel sind, wie die Erfahrung lehrt, schnell und hochwirksam. Sie wirken auf die Regulation der gesamten Körper- und Organfunktionen. Die Arzneien wirken unmittelbar auf das verletzte Gewebe und können Schwellung, Ödem und den Schmerz nach einer Verletzung (gleichgültig welcher Schwere) wesentlich lindern. Darüber hinaus sind sie unschädlich und zum Beispiel als kleine Kügelchen von Stecknadelkopfgröße (Globuli) unproblematisch zu verabreichen. Bei Bewusstlosen können sie in die Wangentasche zwischen Zahnreihe und Wange beziehungsweise Lippe gelegt werden. Sie entfalten hier ihre volle Wirksamkeit, ohne zu behindern.

Die homöopathischen Arzneimittel sind nebenwirkungsfrei, risikolos und behindern nicht die eventuell notwendige klinische Nachfolgebehandlung. Bei schweren Verletzungen und akuten Schmerzzuständen können – und sollen – die homöopathischen Mittel alle 5 Minuten genommen werden. Zu beachten ist das Kapitel, „Anwendung der homöopathischen Arzneimittel", Seite 12.

Sofortmittel der homöopathischen Erste-Hilfe

Allergische Reaktionen, z. B. Allergien nach Insektenstich (Bienen – Wespen)	**Apis C200, LM18** **Calcium carbonicum C200, LM18** **Ledum C200, LM18**
Allergie mit Halsengegefühl (Anaphylaxie)	**Apis C200, LM18** **Calcium carbonicum C200, LM18** **Lachesis C200, LM18**
Angst • Schreck, Furcht zu sterben • Panikattacken, angstvolle Vorstellung • inneres Zittern aus Angst	**Aconitum C200, LM18** **Argentum nitricum C200, LM18** **Gelsemium C200, LM18**

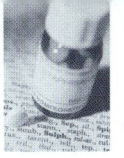

Bänderriss, Sehnenriss (siehe auch Muskelriss)	**Arnica C200, LM18** **Rhus toxicodendron C200, LM18** **Ruta D6-12, C200, LM18**
Blutungen, akut • bei äußerlichen Verletzungen (zuführendes Gefäß abbinden, falls möglich) • bei inneren Verletzungen und Sickerblutungen	**Arnica C4-C200, LM18** **Millefolium D3-D6, LM18** **Calendula D3-D6, LM18** **Lachesis D12, LM18** **China D12, D30-C200, LM18** **Phosphorus D6, LM18**
Durchfall • krampfartig • mit Kreislaufschwäche • choleraartig (Infektion)	**Cuprum D6-D30** **Veratrum album D6-C200** **Camphora D1-D3** **Achtung:** Camphora steht auf der Liste der Dopingsubstanzen!
Erbrechen (siehe auch Lebensmittel-Vergiftung)	**Nux vomica D4-C200, LM18**
Gehirnerschütterung	**Arnica C200, LM18** **Hypericum C200, LM18** **Belladonna C200, LM18** **Apis C200, LM18**
Herpes, Lippenbläschen oder Gürtelrose	**Rhus toxicodendron D12, C200, LM18** **Mezereum D12, C200, LM18**
Herzschmerz • akut • krampfartig • Engegefühl	**Aconitum LM18** **Arnica LM18** **Cuprum metallicum LM18** **Lachesis LM18**
Herzrhythmusstörungen	**Cactus D4, D12**
Kreislaufschwäche, Kollaps (siehe auch Ohnmacht) • allgemein	**Veratrum album D6** **Arsenicum album D6** **Crataegus Urtinktur** **Veratrum album D6, C200**
Kreislaufversagen (total)	**Camphora D1** **Achtung:** Mittel steht auf der Liste der Dopingsubstanzen!

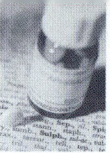

Kapselriss (siehe auch Bänderriss)	**Rhus toxicodendron D8, C200, LM18** **Bryonia C200, LM18**
Knochenbruch (Fraktur)	**Arnica C200, LM18** **Ruta C200, LM18** **Symphytum D3-LM18**
Lebensmittelvergiftung • Ernährungsfehler • mit Durchfall (Diarrhoe) • mit Erbrechen	**Arsenicum album D12, LM18** **Pulsatilla D12, LM18** **Okoubaka D3** **Nux vomica D4, LM18**
Muskelriss (siehe auch Bänderriss)	**Arnica C200, LM18** **Calendula D4, C200**
Nasenbluten (siehe auch Blutungen)	**Millefolium D12-C200, LM18** **Hamamelis C200, LM18** **Trillium pendulum C200, LM18**
Ohnmacht • nach Schreck • nach Zorn • hysterisch	**Aconitum C200, LM18** **Chamomilla C200, LM18** **Ignatia C200, LM18**
Prellung	**Calendula D4, C200, LM18** (auch lokale Auflagen mit D1-D8) **Arnica C200, LM18**
Reisekrankheit, Schwindel, Kreis- laufstörung	**Cocculus D6-D30, LM6-LM18**
Seekrankheit	**Tabacum D12-C200**
Sonnenbrand, Verbrennungen • mit Blasenbildung	**Aconitum D12, LM18** **Apis D4-C200, LM18** **Cantharis D8-C200, LM18**
Sonnenstich	**Aconitum D12, C200, LM18** **Lachesis D12, C200, LM18** nachfolgend: **Belladonna D12, C200, LM18** **Apis D6, D12, LM18**
Schmerz akut • mit Unruhe und Angst • mit Erregung und Nervosität • mit Reizbarkeit	**Aconitum D4, LM18** **Coffea D12, LM18** **Chamomilla C200, LM18**

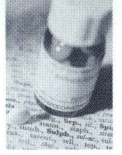

Übelkeit sterbenselend (siehe auch Reisekrankheit)	**Tabacum D12, C200**
Wunden	**Arnica D6-C200, LM18** **Calendula D4-C200** **Millefolium D3-C200**
Zahn ist ausgeschlagen (siehe auch Wunden)	**Arnica D6-C200, LM18** **Aconitum C200, LM18** **Bellis perennis D4-C200** **Millefolium D3-C200**

Hinweis:

Ergänzend sollten die spezifischen Kapitel in diesem Buch beachtet werden. Dort sind auch die einzelnen Arzneimittel beschrieben.

Literatur

Allen, H. C.: Leitsymptome wichtiger Arzneimittel der homöopathischen Materia medica, Burgdorf, Göttingen 1982

Barthel, H.: Charakteristika homöopathischer Arzneimittel, Barthel & Barthel, Berg 1984, Band II 1990

Boenninghausen, C.: Therapeutisches Taschenbuch, herausgegeben E. S. Fries, Leipzig 1897

Boericke, W.: Homöopathische Mittel und ihre Wirkungen, 5. Aufl., Grundlagen und Praxis 1995

Braun, A.: Methodik der Homöopathie, Sonntag, Stuttgart 1999

Buchwald, G.: Impfen, Geschäft mit der Angst, 1. Auflage, Lahnstein 1994

Charette, G.: Homöopathische Arzneimittellehre für die Praxis, 5. Aufl. Hippokrates, Stuttgart 1987

Coulter, R.: Portraits homöopathischer Arzneimittel, Haug, Heidelberg 1988

Dorcsi, M.: Lernbuchreihe Homöopathie Band 1: Einführung in die Homöopathie, Haug, Heidelberg 1970

Dorcsi, M.: Lernbuchreihe Homöopathie Band 3: Konstitution, Haug, Heidelberg 1977

Dorcsi, M.: Homöopathie, Arzneimittellehre, Band 5, Haug, Heidelberg 1985

Eichelberger, O.: Kent-Praktikum, Haug, Heidelberg 1984

Enders, N.: Homöopathische Reisefibel, Haug, Heidelberg 1992

Enders, N.: Handbuch Homöopathie, Haug, Stuttgart 2002

Faust, J., Hieronymus,G.: Essenzen homöopathischer Arzneimittel nach G. Vithoulkas, Skriptum 1986

Friedrich, U.: Welche Impfungen sind notwendig? Zeitschrift für klassische Homöopathie, Haug, Ausgabe 2/95

Friedrich, U.: Homöopathie als Alternative, Haug, Heidelberg 1998

Gawlik, W.: Homöopathie und konventionelle Therapie, Hippokrates, Stuttgart 1988

Gawlik, W.: Arzneimittelbild und Persönlichkeitsporträt, Hippokrates 1990

Genneper, Th., Wegener, A.: Lehrbuch der Homöopathie, Haug, Stuttgart 2001

Gerd-Witte, H.: Kompendium der homöopathischen Arzneisymptome, Haug, Heidelberg, 1990

Ginolas, R.: Fragen und Antworten zu Homöopathie, Similimum-Verlag, Ruppichteroth 2000

Gutman, W.: Grundlage der Homöopathie und das Wesen der Arznei, Haug, Heidelberg 1979

Gypser, K.-H.: Wissenswertes für Patienten über Homöopathie, Haug, Heidelberg, 1990

Hahnemann, S.: Reine Arzneimittellehre, 2. Aufl. Bd. 2, Arnold, Dresden 1824

Hahnemann, S.: Die chronischen Krankheiten, ihre eigentümliche Natur und homöopathische Heilung, T.1. Unv. Nachdruck d. Ausg. (2. Aufl., 1835–1839), Haug, Heidelberg 1956

Handley, R.: Auf den Spuren des späten Hahnemann, Sonntag, Regensburg 2001

Hauptmann, H.: Homöopathie in der kinderärztlichen Praxis, Haug, Heidelberg, 1990

Illing, K.-H.: Therapie akuter Erkrankungen, Bd. 2, Haug, Heidelberg, 1988

Imhäuser, H.: Homöopathie in der Kinderheilkunde, Haug, Heidelberg, 1975

Kent, J. T.: Kent's Arzneimittelbilder, Haug, Heidelberg 1958

Kent, J. T.: Kent's Repertorium der homöopathischen Arzneimittel, herausgegeben von G. v. Keller und J. Künzli, Haug, Heidelberg 1977

Koch, U.: Impfen, herausgegeben von V. Carstens, Natur und Medizin, 2000

Köhler, G.: Lehrbuch der Homöopathie Bd. 1, 5. Aufl., Hippokrates, Stuttgart, 1986

Köhler, G.: Lehrbuch der Homöopathie Bd. 2, Hippokrates, Stuttgart, 1986

Kretschmer H., Kaiser, M.: Reisen in ferne Länder, Trias, Thieme, Stuttgart 1992

Laubender, E.: Homöopathie auf Fahrten und Reisen – ein Ratgeber für unterwegs, Sonntag, Stuttgart. Voraussichtl. Erscheinungstermin Herbst 2002

Lutze, A.: Lehrbuch der Homöopathie, Lutzesche Schriften, Cöthen 1860

Mangialavori, M.: Klassische Homöopathie – Methodik & Arzneimittellehre I, Silvia Faust Verlag, Höhr-Grenzhausen 2000

Mezger, J.: Gesichtete homöopathische Arzneimittellehre, 3. Aufl., Haug, Ulm 1964, 1966

Mössinger, P.: Konstitutionsbegriff in der Homöopathie, Allgemeine Homöopathische Zeitung 1970

Müller, H.V.: Homöopathische Tabellen, Haug, Heidelberg, 1979

Peterson, L., Renström, P.: Verletzungen im Sport, Deutscher Ärzteverlag, Köln, 1987

Pförringer, W., Rosemeyer, B., Bär, H.-W.: Sport – Trauma und Belastung, Perimed, Erlangen, 1985

Quilisch, W.: Homöopathie als Therapie der Person, Haug, Ulm 1957

Ritter, H., Wünstel, G.: Homöopathische Propädeutik, 2. Aufl., Hippokrates, Stuttgart 1988

Roy R., Lage-Roy, C.: Homöopathischer Ratgeber, Reisen, Verlag für homöopathische Literatur, Murnau 1998

Schroyens, F.: Synthesis – Repertorium Homoeopathicum Syntheticum, Edition 7, Hahnemann-Institut, Greifenberg 1998

Stauffer, K.: Symptomenverzeichnis, 9. Aufl., 1989

Stiegele, A.: Homöopathische Arzneimittellehre, 2. Aufl., Hippokrates, Stuttgart 1985

Stübler, M.: Homöopathische Arzneien, Trias, Thieme, Stuttgart 1989

Vermeulen, F.: Kindertypen in der Homöopathie, Sonntag, Regensburg 1988

Vithoulkas, G.: Die wissenschaftliche Homöopathie, Burgdorf, Göttingen 1986

Vithoulkas, G.: Materia medica viva, Burgdorf, Göttingen 1991

Voegeli, A.: Leit- und wahlanzeigende Symptome der Homöopathie, Haug, Heidelberg 1990

Voisin, H.: Materia medica des homöopathischen Praktikers, Herausgeber Gerd-Witte, H., Haug, Heidelberg 1985

Vonarburg, B.: Homöotanik Band 1–4, Haug, Heidelberg, 1996–2001

Wiesenauer, M.: Praxis der Homöopathie, Hippokrates, Stuttgart 1985

Wünstel, G., Gawlik, W., Stübler, M.: Aktuelle Anwendungsmöglichkeiten der Homöopathie in der ärztlichen Praxis, WEKA-Verlag 1985

Zimmermann, W.: Homöopathische Arzneitherapie, 4. Aufl., Sonntag, Regensburg 1984

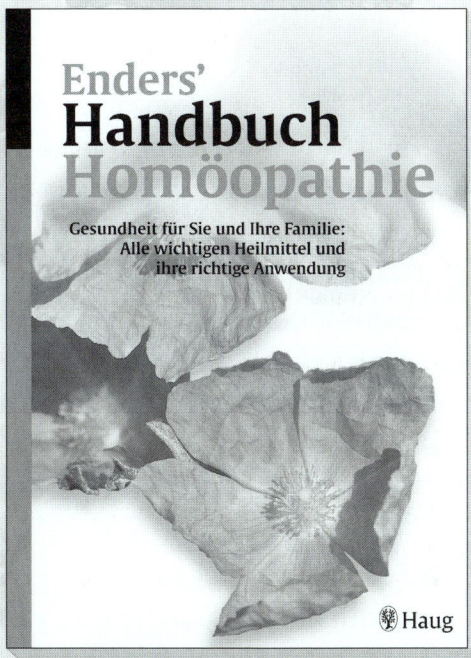
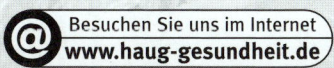
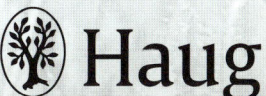

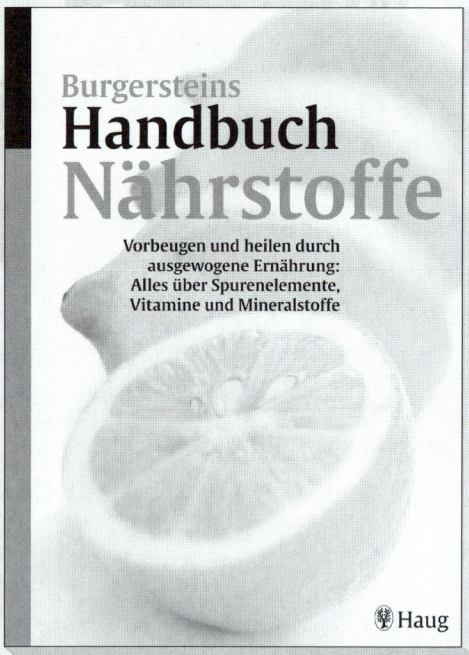
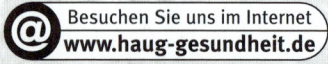
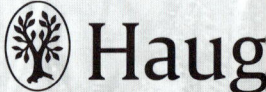